これからの病院経営を担う人材
医療経営士テキスト

経営形態
その種類と選択術

上級

羽生正宗

10

日本医療企画

『医療経営士テキストシリーズ』刊行に当たって

「医療経営士」が今、なぜ必要か？

　マネジメントとは一般に「個人が単独では成し得ない結果を達成するために他人の活動を調整する行動」であると定義される。病院にマネジメントがないということは、「コンサートマスターのいないオーケストラ」、「参謀のいない軍隊」のようなものである。
　わが国の医療機関は、収入の大半を保険診療で得ているため、経営層はどうしても「診療報酬をいかに算定するか」「制度改革の行方はどうなるのか」という面に関心が向いてしまうのは仕方ない。しかし現在、わが国の医療機関に求められているのは「医療の質の向上と効率化の同時達成」だ。この二律相反するテーマを解決するには、医療と経営の質の両面を理解した上で病院全体をマネジメントしていくことが求められる。
　医療経営の分野においては近年、医療マーケティングやバランスト・スコアカード、リエンジニアリング、ペイ・フォー・パフォーマンスといった経営手法が脚光を浴びてきたが、実際の現場に根づいているかといえば、必ずしもそうではない。その大きな原因は、医療経営に携わる職員がマネジメントの基礎となる知識を持ち合わせていないことだ。
　病院マネジメントは、実践科学である。しかし、その理論や手法に関する学問体系の整備は遅れていたため、病院関係者が実践に則した形で学ぶことができる環境がほとんどなかったのも事実である。
　そこで、こうした病院マネジメントを実践的かつ体系的に学べるテキストブックとして期待されるのが、本『医療経営士テキストシリーズ』である。目指すは、病院経営に必要な知識を持ち、病院全体をマネジメントしていける「人財」の養成だ。
　なお、本シリーズの特徴は、初級・中級・上級の3級編になっていること。初級編では、初学者に不可欠な医療制度や行政の仕組みから倫理まで一定の基礎を学ぶことができる。また、中級編では、医療マーケティングや経営戦略、組織改革、財務・会計、物品管理、医療IT、チーム力、リーダーシップなど、「ヒト・モノ・カネ・情報」の側面からマネジメントに必要な知識が整理できる。そして上級編では、各種マネジメントツールの活用から保険外事業まで病院トップや経営参謀を務めるスタッフに必須となる事案を網羅している。段階を踏みながら、必要な知識を体系的に学べるように構成されている点がポイントだ。

テキストの編著は病院経営の第一線で活躍している精鋭の方々である。そのため、内容はすべて実践に資するものになっている。病院マネジメントを体系的にマスターしていくために、初級編から入り、ステップアップしていただきたい。

　病院マネジメントは知見が蓄積されていくにつれ、日々進歩していく科学であるため、テキストブックを利用した独学だけではすべてをフォローできない面もあるだろう。そのためテキストブックは改訂やラインアップを増やすなど、日々進化させていく予定だ。また、執筆者と履修者が集まって、双方向のコミュニケーションを行える検討会や研究会といった「場」を設置していくことも視野に入れている。

　本シリーズが病院事務職はもとより、ミドルマネジャー、トップマネジャーの方々に使っていただき、そこで得た知見を現場で実践していただければ幸いである。そうすることで一人でも多くの病院経営を担う「人財」が育ち、その結果、医療機関の経営の質、日本の医療全体の質が高まることを切に願っている。

『医療経営士テキストシリーズ』総監修
川渕　孝一

はじめに

　本書では、『経営形態——その種類と選択術』と題し、わが国の医療機関の組織形態について、まずその体系的形態を挙げ、それぞれの開設主体の設立経緯から、目的や役割などを解説している。そのうえで、形態別（開設者別）状況について、特に自治体病院、その他公的病院、私的病院を病床別、平均在院日数別、財務的状況別に詳解し、特に公的医療機関からは「自治体病院」、私的医療機関からは「医療法人」に焦点を当て解説を行う。

　自治体病院については、施設状況や財務状況から、厳しい経営状況の中での不良債務や他会計繰入金の状況等の現状を概観し、繰入金や普通交付税の仕組みから税の負担割合について示している。自治体病院における不採算部分については繰入基準に基づき的確に繰入がなされ、交付税等により一般財源から賄われるべきであり、それが社会的コストである。逆に不採算でない医療サービスの提供については、民間病院と同様に効率的な病院経営が追求されるべきである。本書は不採算部分を自治体病院が担い、明確な繰入基準により、適正に繰入られたうえで、効率的な病院経営を実施することの重要性を説いている。

　また、2007（平成19）年に公布された財政健全化法によって定められた早期健全化基準により財政状況をチェックし、早期の財政再建を図る制度について詳解している。中でも経営形態の見直しについては、公立病院改革ガイドラインにおいて地方公営企業法全部適用・地方独立行政法人化（非公務員型）・指定管理者制度の導入・民間委譲の4つの選択肢を示しており、2013（平成25）年度までに実現することを原則とし、移行計画の概要・移行スケジュール・移行時期を含めた具体的計画等の明記が求められており、経営権限と経営責任を一体化した運用体制の確保を最重要課題としてその対策を説いている。

　また医療法人については、その組織形態（類型）別の施設数や、要件比較、財務的状況について解説し、医療法改正後、新たに設立できる医療法人の形態や移行可能な形態について、図解によりわかりやすく示し理解しやすくなっている。

　現在、医療機関においては、医療費抑制策への対応への課題、地域医療崩壊の課題、さらに倒産の危機や訴訟増加の課題、事故発生のリスク等、医療を取り巻く環境は極めて厳しいものとなっており、制度環境に柔軟に対応しながら、使命や経営理念を実現していくため、経営の安定化、そして安定的なサービス提供は欠くことができない。

　今後は、信頼性の高い効果的・効率的経営の観点から、安定的な財務基盤の確立と適切な財務管理等がますます必要であり、患者のニーズの観点からは、より質の高い医療サービスを提供する組織が必要である。医療機関にとって経営戦略の策定、組織体制の確立が望まれているところである。

　さらに医療機関は、HSR（医療機関の社会的責任：Hospital Social Responsibility）の観点から、多くのステークホルダーに対しアカウンタビリティ（説明責任）を果たすこと

が求められている。

　こうした環境下、今後の患者ニーズの多様化に対応し、質の高い医療を効率的に提供していくためには、組織全体が病院機能の一層の充実・向上を図り、病院自らが進むべき道を選択し、改善していくことが最も重要である。

　本書がこれからの医療現場を担う「医療経営士」を目指す方々の一助となることを心から期待している。

羽生　正宗

目次 contents

『医療経営士テキストシリーズ』刊行に当たって ……………………… ii
はじめに ……………………………………………………………………… iv

第1章 体系的形態 …………………………………………………… 1

1 体系整理 …………………………………………………………… 2
2 国所管の医療機関 ………………………………………………… 5
3 公的医療機関 ……………………………………………………… 7
4 社会保険関係団体 ………………………………………………… 10
5 公益法人 …………………………………………………………… 13
6 医療法人 …………………………………………………………… 15
7 私立学校法人 ……………………………………………………… 16
8 社会福祉法人 ……………………………………………………… 17
9 医療生活協同組合 ………………………………………………… 18
10 会社 ………………………………………………………………… 19
11 開設者別組織形態比較 …………………………………………… 20

第2章 形態別の状況 ………………………………………………… 23

1 開設者別の状況 …………………………………………………… 24
2 自治体病院の状況 ………………………………………………… 33
3 医療法人の状況 …………………………………………………… 65

第3章 自治体病院と医療法人の選択肢 …… 77

1 自治体病院の選択肢
　　—公立病院改革ガイドラインに則った経営形態の見直し …… 78
2 医療法人の選択肢—制度改革に伴う医療法人の対応 ……… 118

第1章
体系的形態

1 体系整理
2 国所管の医療機関
3 公的医療機関
4 社会保険関係団体
5 公益法人
6 医療法人
7 私立学校法人
8 社会福祉法人
9 医療生活協同組合
10 会社
11 開設者別組織形態比較

体系整理

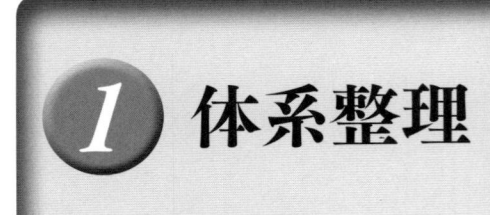

1　開設者の分類

わが国の医療機関の組織形態には、国立病院機構、大学病院（国立、私立学校法人）、労災病院、自治体病院、日本赤十字社病院、厚生連病院、社会保険病院、済生会病院（社会福祉法人）、公益法人（特例民法法人、公益社団法人、公益財団法人、一般社団法人、一般財団法人）、医療法人（社団医療法人、財団医療法人、社会医療法人、特定医療法人、特別医療法人）、社会福祉法人、医療生活協同組合、法人格なき団体（社団または財団）、さらには個人病院（開業医）など、さまざまなものが挙げられる（表1-1）。

表1-1　開設者の分類

国	厚生労働省、独立行政法人国立病院機構、国立大学法人、独立行政法人労働者健康福祉機構、その他（国の機関） ※独立行政法人国立病院機構、国立大学法人、独立行政法人労働者健康福祉機構は、それぞれの法律により医療法の適用については国と見なされている。
公的医療機関	都道府県立・市町村立（自治体病院）、日赤、済生会、北海道社会事業協会、厚生連、国民健康保険団体連合会
社会保険関係団体	全国社会保険協会連合会、厚生年金事業振興団、船員保険会、健康保険組合及びその連合会、共済組合及びその連合会、国民健康保険組合
医療法人	社団医療法人、財団医療法人、社会医療法人、特定医療法人、特別医療法人
個　人	個人開業
その他	公益法人（特例民法法人、公益社団法人、公益財団法人、一般社団法人、一般財団法人）、学校法人、社会福祉法人などの上記以外の法人、医療生活協同組合、法人格なし団体など

（筆者作成）

2　開設者別病院数

これらの組織形態を開設者別に見てみると、その病院数の最も多い形態が「医療法人」で、5,728施設（病院総数の65.1％）を占めている。次いで、「公的医療機関」が1,320施設（同15.0％）、個人が476施設（同5.4％）となっている。

体系整理 ❶

表1-2　開設者別に見た病院数の年次推移

(各年10月1日現在)

	施設数		対前年		構成割合(%)	
	平成19年	平成20年	増減数	増減率(%)	平成19年	平成20年
病院総数	8,862	8,794	△68	△0.8	100.0	100.0
国	291	276	△15	△5.2	3.3	3.1
厚生労働省	22	22	0	0.0	0.2	0.3
独立行政法人国立病院機構	146	146	0	0.0	1.6	1.7
国立大学法人	48	48	0	0.0	0.5	0.5
独立行政法人労働者健康福祉機構	35	34	△1	△2.9	0.4	0.4
その他	40	26	△14	△35.0	0.5	0.3
公的医療機関	1,325	1,320	△5	△0.4	15.0	15.0
都道府県	277	270	△7	△2.5	3.1	3.1
市町村	744	729	△15	△2.0	8.4	8.3
地方独立行政法人	―	22	―	―	―	0.3
日赤	93	92	△1	△1.1	1.0	1.0
済生会	82	82	0	0.0	0.9	0.9
北海道社会事業協会	7	7	0	0.0	0.1	0.1
厚生連	121	117	△4	△3.3	1.4	1.3
国民健康保険団体連合会	1	1	0	0.0	0.0	0.0
社会保険関係団体	123	122	△1	△0.8	1.4	1.4
全国社会保険協会連合会	52	52	0	0.0	0.6	0.6
厚生年金事業振興団	7	7	0	0.0	0.1	0.1
船員保険会	3	3	0	0.0	0.0	0.0
健康保険組合及びその連合会	14	14	0	0.0	0.2	0.2
共済組合及びその連合会	46	45	△1	△2.2	0.5	0.5
国民健康保険組合	1	1	0	0.0	0.0	0.0
公益法人	402	395	△7	△1.7	4.5	4.5
医療法人	5,702	5,728	26	0.5	64.3	65.1
私立学校法人	104	108	4	3.8	1.2	1.2
社会福祉法人	186	184	△2	△1.1	2.1	2.1
医療生協	84	85	1	1.2	0.9	1.0
会社	55	69	14	25.5	0.6	0.8
その他の法人	57	31	△26	△45.6	0.6	0.4
個人	533	476	△57	△10.7	6.0	5.4

※平成19年の「その他」には、地方独立行政法人が含まれており、平成20年は「公的医療機関」に計上されている。
(出典:厚生労働省「平成20年医療施設(静態・動態)調査・病院報告の概況」より筆者作成)

第1章 体系的形態

　これを前年からの増減数で見ると、「医療法人」が26施設増加し、「公的病院」は5施設、「個人」は57施設とそれぞれ減少している（表1-2）。

　この1年間で開設者を変更した病院は92施設で、このうち「個人」から「医療法人」へ変更したのは37施設となっている（表1-3）。

表1-3　開設者を変更した病院数

（平成19年10月～平成20年9月）

		変更前			
		総数	医療法人	個人	その他
変更後	総数	92	6	40	46
	医療法人	51	―	37	14
	個人	4	3	―	1
	その他	37	3	3	31

※その他は、「国」「公的医療機関」「社会保険関係団体」などの開設者である。
（出典：厚生労働省「平成20年医療施設（静態・動態）調査・病院報告の概況」より筆者作成）

　その他医療施設として、一般診療所、歯科診療所の施設数の年次推移は表1-4のとおりである。

表1-4　一般診療所、歯科診療所の施設数推移

（各年10月1日現在）

	施設数		対前年		構成割合(%)	
	平成19年	平成20年	増減数	増減率(%)	平成19年	平成20年
一般診療所	99,532	99,083	△ 449	△ 0.5	100.0	100.0
有　床	12,399	11,500	△ 899	△ 7.3	12.5	11.6
（再掲）療養病床を有する一般診療所	1,887	1,728	△ 159	△ 8.4	1.9	1.7
無　床	87,133	87,583	450	0.5	87.5	88.4
歯科診療所	67,798	67,779	△ 19	△ 0.0	100.0	100.0
有　床	48	41	△ 7	△ 14.6	0.1	0.1
無　床	67,750	67,738	△ 12	△ 0.0	99.9	99.9

体系整理 ❶／国所管の医療機関 ❷

❷ 国所管の医療機関

1 独立行政法人国立病院機構

　独立行政法人国立病院機構は、2004(平成16)年4月に発足し、2010年(平成22)年4月現在、全国144の病院を1つの法人として運営しており、結核、感染症、がん、循環器病、重症心身障害、また筋ジストロフィーやパーキンソン病といった神経難病などの重要で国民の関心が高い疾患の診療について、全国的なネットワークを形成して取り組むとともに、地域のニーズに合った医療の提供をめざすものである。

　臨床研究においては、日本の治験体制において重要な役割を担うとともに、EBM (Evidence Based Medicine：エビデンスに基づく医療)推進のため大規模な臨床研究を進めている。

　近年は、財政圧迫、医師不足など、病院をめぐる環境が厳しさを増すなかで、国立病院機構は政策による医療を確実に実施し、地域医療にこれまで以上に貢献することが求められており、その責務の重大さはますます高まっている。同時に、負債の着実な減少など、経営基盤を安定化させる必要がある。

　独立行政法人国立病院機構では、
・国民に対して提供するサービスその他業務の質の向上に関する事項
・業務運営の効率化に関する事項、財務内容の改善に関する事項
・その他業務運営に関する重要事項
における指針を明確に設定し、良質な病院運営を実施するために日々取り組んでいる。

　2010(平成22)年4月末現在、全国に病院144施設、一般診療所1施設がある。

2 国立大学法人

　国立大学附属病院は、基本的に医学と歯学における分野において、「教育」「臨床」「研究」の3つの機能を持ち、組み合わされて実践されている病院であり、「臨床教育、臨床研究、臨床試験」の部分を担うために大学に置かれる附属施設の1つである。

　大学設置基準(昭和31年文部省令第28号)の第39条で「医学又は歯学に関する学部」を置く大学には、「医学又は歯学に関する学部」の教育研究に必要な施設として、附属施設

である「附属病院」を置くものとするとされている。さらに、大学病院を看護系・医療技術系・リハビリテーション系・薬系・福祉系の大学（学部の課程、大学院の課程）の教育に役立てている大学もある。

　国立大学附属病院は、正規の臨床系教員（助教以上）、医員（非正規であるが、勤務実態は常勤）、大学院生など、多くの医師により成り立っている。また、特定機能病院として、重症・難治症の患者の受け入れや、第三次救急患者（＝複数の診療科にわたる高度な処置が必要な患者または重篤な患者）の受け入れを行い、先進医療の提供や災害時の救急対応など、地域医療を守る使命を果たしている。

　2010（平成22）年4月末現在、全国に病院48施設、一般診療所127施設がある。

3　独立行政法人労働者健康福祉機構

　独立行政法人労働者健康福祉機構は、独立行政法人労働者健康福祉機構法に基づいて設立された、厚生労働省が所管する法人である。

　その事業目的は、療養施設・健康診断施設、労働者の健康に関する業務を行う者への研修・情報提供や相談などの援助を行うための施設などの設置及び運営、労働者の業務上の負傷・疾病における療養の質の向上並びに労働者の健康保持・増進に関する適切な措置の実施、未払賃金の立替払事業などの実施により、労働者の福祉の増進を図ることである。

　事業内容は、勤労者医療の中核的役割を担うため、13分野に及ぶ労災・疾病に対するモデル医療の研究・開発・普及、過重労働による健康障害の防止、勤労女性の健康管理にかかわる事業などである。

　神奈川県に所在する本部のほか、全国に組織があり、産業保健推進センター、労災病院、労災疾病研究センター、看護専門学校など、2010（平成22）年4月末現在、全国に病院34施設、一般診療所6施設がある。

③ 公的医療機関

1　都道府県立・市町村立病院

　都道府県立、市町村立病院など、いわゆる公の行政機関が経営母体となっている病院を自治体病院という。自治体病院は、開設の経緯、立地条件、規模、診療内容により、その役割・使命も一様ではないが、住民のために地域における基幹病院・中核病院として高度の医療機器を備え、民間医療機関では取り組みにくい高度・先進・特殊医療やへき地医療、救急救命医療、小児救急医療、地域がん診療、エイズ治療、地域災害医療など不採算部門といわれる分野を担うなど、住民の命と健康を守るため、また医療水準の向上などに重要な役割を果たしている。

　都道府県立病院は都道府県が運営する病院であるが、指定管理者に運営を委託することもある。また、経営母体が地方独立行政法人である病院もある。

　自治体病院は、地域における基幹的な公的医療機関として、その重要な役割を果たしているが、近年、多くの自治体病院において、損益収支をはじめとする経営状況の悪化、医師不足に伴う診療体制の縮小などにより、その経営や医療体制が極めて厳しい状況下にあることが指摘されている。

　2010（平成22）年4月末現在、全国に病院938施設、一般診療所3,346施設がある。

2　日本赤十字社病院

　日本赤十字社病院は、1952（昭和27）年に制定された日本赤十字社法によって設立された認可法人である日本赤十字社が運営する病院で、2010年（平成22）年4月末現在、全国に92施設、一般診療所203施設がある。

　社員と呼ばれる個人参加者の結合による社団法人類似組織である。

　医療法に基づく公的医療機関として、救急医療やへき地医療を積極的に行い、地域に根ざした医療を提供することを事業目的としている。また、国内での災害、海外での災害・紛争時における救急医療支援も積極的に行っている。

3　済生会病院

　済生会病院は、明治時代に設立された慈善事業団体である済生会によって、1911（明治44）年、恩賜金を基金にして設立された医療機関である。社会福祉法人恩賜財団済生会として、青森・秋田・岐阜・徳島・高知・沖縄の6県を除く都道府県で、病院や診療所などの医療機関、老人や障害者などの福祉施設を開設・運営しており、現在は、厚生労働省が所轄している。
　2010（平成22）年4月末現在、全国に病院80施設、一般診療所48施設がある。
　済生会は、社会福祉法人立であるが、公的病院として取り扱われる。

4　北海道社会事業協会

　北海道社会事業協会は、1914（大正3）年に設立された北海道慈善協会を改組し、発足したのがその始まりである。1956（昭和31）年になって医療法第31条による公的医療機関として厚生省より指定を受け、現在に至っている。
　事業は、社会福祉事業、公益事業の2事業を手がけ、社会福祉事業においては、第一種社会福祉事業として母子生活支援施設の設置経営、第二種社会福祉事業として保育所の設置経営、一時預り事業、生活困難者のための無料または低額料金診療病院の設置経営、障害福祉サービス事業などを行っている。公益事業においては、看護師養成事業、訪問看護や通所リハビリテーションなどの介護事業を行っている。
　2010（平成22）年4月末現在、全国に病院7施設がある。

5　厚生連病院

　厚生連病院は、厚生農業協同組合連合会（JA厚生連）が運営する病院であり、2010（平成22）年4月末現在、全国に113施設ある。JA厚生連合歯科を含め診療所も68施設運営している。
　また、高齢者福祉事業（介護保険事業）にも積極的に取り組み、介護老人保健施設・訪問看護ステーション・在宅介護支援センターの設置運営、ケアプランの作成、さらにJAとも連携して、ホームヘルパーの養成支援等の取り組みなどを進め、農村をはじめ地域における基幹施設としての役割を果たしている。
　厚生連の組合員をはじめ地域住民に、最新鋭の設備により安全・安心な医療を提供することを目的として、医療の現状を理解してもらうために"病院祭"などを開催するなど、地域で親しまれ信頼される医療機関をめざして、さまざまな取り組みを展開している。

6　国民健康保険団体連合会

　国民健康保険団体連合会は、国民健康保険法の第83条に基づき、市町村及び国民健康保険組合が共同して、国保事業達成のための必要な業務を行うことを目的として設立された公的医療機関である。地域医療保険としての特性を生かすために各都道府県に1団体、計47団体が設立されている。構成員は、国民健康保険の保険者である市町村及び国民健康保険組合である。

　業務内容は、国保事業推進を目的として、審査支払業務、事業振興、保健事業、広報宣伝、保険者レセプト点検事務支援、損害賠償求償事務、育成指導など15項目にわたっている。

 社会保険関係団体

1　全国社会保険協会連合会

　全国社会保険協会連合会（全社連）は、健康保険、厚生年金保険その他社会保険事業の円滑な運営を促進し、併せて被保険者及び被扶養者の福祉を図るとともに、社会保険制度の確立に寄与することを目的として、厚生労働大臣の許可を得て設立された公益法人である。
　全社連は、社会保険病院も運営しており、2010（平成22）年4月現在、全国に病院51施設、一般診療所2施設を展開している。社会保険病院は、国が健康保険制度または厚生年金保険制度下の福祉施設として設置した病院であり、現在では、独立行政法人年金・健康保険福祉施設整理機構からその経営を全社連が委託されている。
　社会保険診療を模範的に実施し、疾病の予防に努め、健康の保持増進のための適切な指導を行うこと、公衆衛生思想の普及発展に寄与すること、社会保険診療に関する諸般の調査研究を行い社会保険の運営に貢献することを運営基準として掲げている。

2　厚生年金事業振興団

　厚生年金事業振興団は、1943（昭和18）年に設立された厚生労働省所管の財団法人である。厚生年金保険被保険者及び家族の福祉増進を目的として設立されており、厚生年金福祉施設（厚生年金会館、厚生年金休暇センター、厚生年金病院、厚生年金老人ホームなど）の運営にあたっている。
　厚生年金保険制度の普及、厚生年金保険制度に関する調査・研究及びその助成、厚生年金保険被保険者などの教養文化の向上、健康の保持増進、厚生年金保険福祉施設の経営などの事業を行っている。
　2010（平成22）年4月末現在、全国に病院7施設、一般診療所2施設がある。

3　船員保険会

　船員保険制度の円満な運営と健全な発展を期するため、被保険者・被保険者であった者・被扶養者・保険給付を受ける者などの福祉の増進を図ることを目的として、1941（昭和

16）年に設立された公益法人である。
　船員保険制度とは、船員を対象に、病気やけが、出産、死亡、失業、職業に関する教育訓練の受講、職務上の事由や通勤災害による障害や死亡、職務上の事由による行方不明について保険給付を行うほか、その家族が病気やけがをしたときや出産をしたとき、死亡したときに給付を行う制度である。
　船員保険会は事業として、船員保険制度の普及及び指導、船員保険に関する調査・研究及び図書の刊行、船員労働の特殊性に配慮した全国の港などにおける巡回健診、船員手帳の即時証明などの健康診断事業の実施、船員保険被保険者のための保養所などの経営を行っている。
　2010（平成22）年4月末現在、全国に病院3施設、一般診療所16施設がある。

4　健康保険組合及びその連合会

　健康保険組合は、国による健康保険事業を代行する公法人である。厚生労働省の地方支部局である地方厚生局が所轄している。
　健康保険組合は、厚生労働省が定める設立認可基準を満たし、かつ将来にわたって安定した事業運営が見込まれるとされた場合に設立することができる。ただし、申請を行えば必ず設立できるというものではなく、年間の設立組合は平均1～2程度と、その審査は厳格である。
　健康保険組合は、組合管掌健康保険（組合健保）と呼ばれる健康保険制度を行っている。
　健康保険組合連合会は、健康保険法に基づき1943（昭和18）年に設立された公法人であり、前述の全国の健康保険組合の連合組織として活動している。2010（平成22）年7月現在、1,459に及ぶ健保組合で構成され、加入者数は約3,000万人であり、全国民数の約4分の1をカバーしている。
　保険給付と保健活動を行う各健保組合を支え、その機能を充実させることを目的として活動している。その主な事業内容は、医療制度改革のための活動、医療費適正化のための活動、健保組合間の共同事業の推進活動などである。
　2010（平成22）年4月末現在、全国に病院14施設、一般診療所381施設がある。

5　共済組合及びその連合会

　共済組合は、社会保険の1つで、国家公務員・地方公務員・私立学校教職員などが加入している健康保険・年金保険である。組合員及び被扶養者の疾病、負傷、もしくは災害などに対し給付が行われる。組合員が負担する掛金、国・地方公共団体などの負担金・掛金を財源としている。共済組合は、組合員とその被扶養者のために、健康教育・健康相談・

健康診査などの健康増進事業、職員会館や保養所・共済の宿などの経営事業を行うことができる。病院を経営している共済組合もある。

共済組合の連合組織が共済組合連合会であり、国家公務員共済組合連合会、地方公務員等共済組合連合会などがある。

共済組合及びその連合会は医療機関も運営しており、「○○共済病院」という名前の病院がこれに該当する（「共済病院」という名前が付かない病院もある）。

2010（平成22）年4月末現在、全国に病院46施設、一般診療所216施設がある。

6　国民健康保険組合

国民健康保健組合は、国の事業を代行する公法人である。国保組合は事業運営を行うことができ、その内容は、保険給付と保健事業に大別される。

保険者は市町村（特別区を含む）や、同業種、または事務所に従事する者を組合員とする国民健康保険組合であり、設立するにあたっては、都道府県知事の認可が必要となる。しかし、市町村国保を原則とする立場から厚生労働省は1959（昭和34）年以降、原則として新規設立を認めていない。ただし特例として認可されることもある。

2008（平成20）年9月末現在の被保険者数は3,965万5,000人、加入率は34.6％となっている。

保健事業は、傷病の発生の未然防止、あるいは早期発見によりその重症化・長期化を防ぎ、被保険者の健康保持及びその増進を図ることを目的としており、健康教育、疾病予防、健康診断のほか、療養の給付を行うための国保病院・国保診療所の設置事業などがあり、2010（平成22）年4月末現在、全国に病院1施設、一般診療所12施設がある。

5 公益法人

　公益法人とは、一般社団法人及び一般財団法人に関する法律（一般社団・財団法人法）によって設立された社団・財団法人であり、かつ、公益社団法人及び公益財団法人の認定等に関する法律（公益法人認定法）により公益性の認定を受けた法人のことである。公益社団法人と公益財団法人とに分けられ、両者をまとめていう場合に公益法人と呼ばれる[注1]。

　公益法人の認定は、内閣総理大臣が行うものと都道府県知事が行うものがある。公益法人は、行政機関である内閣府・各省庁または都道府県が所轄し、公益目的事業によって不特定多数の者の利益増進に寄与するものであるとされる。

　従来の民法により設立された公益法人は、現施行法下では特例民法法人とされ、2013（平成25）年11月30日までに一般社団・財団法人へ移行する認可の申請をするか、公益社団・財団法人へ移行する認定の申請をしなければならない。また、その間に一般社団・財団法人に移行できない場合は、公益法人は基本的に解散となる。

　公益法人は税務上優遇される傾向にある。しかし、現施行法下の公益法人に移行できる従来の公益法人はごくわずかといわれる。公益法人と認定されるための条件の1つに、「公益目的事業比率（全事業に占める公益事業の割合）50％」という条件があり、病院は収益事業である医療保健事業を主体としていることが多いので、この要件を満たし公益法人になることは難しいとされる。また、一般社団・財団法人への移行も簡単ではないとの指摘もある。病院を運営している従来の公益法人が一般社団・財団法人に移行できない場合は、医療法人に移行するしかない。従来の公益法人を解散して医療法人へと移行した病院は、全国ではまだ見られない。

注1）　2008（平成20）年12月施行の公益法人制度改革3法による。2010（平成22）年7月30日現在、公益社団法人の設立、移行団体は全国で88件、公益財団法人は294件あるが、そのうち病院は山梨県の公益財団法人身延山病院のみである（表1-5）。

第1章 体系的形態

表1-5 公益法人制度改革3法により公益法人に移行済みの法人（一部）

区　分	法人名称	認定日	移行日	管轄行政庁
公益財団法人	公益財団法人身延山病院	平成22年3月	平成22年4月	山梨県

身延山病院	山梨県南巨摩郡に位置する病院で、病床数は一般50床・療養30床の計80床あり、内科、小児科など5科の診療科と、脳血管疾患などのリハビリテーション専門の科が設置されている。ペースメーカー移植及びペースメーカー交換の心臓手術も行うことができる。 2010（平成22）年3月に開催された山梨県公益認定等審議会において、身延山病院は、へき地及び過疎地の高齢化・過疎化が顕著である南巨摩郡身延町及び南部町を中心とした地域医療を担う中心的な存在として、地域の医療・介護サービスの維持向上を図り、社会福祉の増進に寄与することをその事業目的とし、公益法人への移行が適合であると認められ、公益財団法人に認定された。

（筆者作成）

6 医療法人

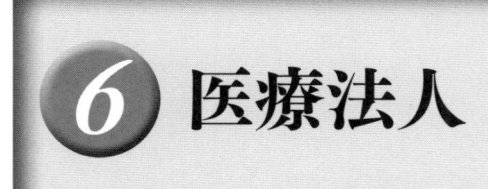

　医療法人とは、まだ公的医療機関が整備されない1950（昭和25）年に医療法が改正され、個人経営である医療機関の制約を緩和するために、第三者からの資金調達を容易にし、経営に永続性を与える手法として導入された法人格制度のことである。これにより、病院、医師（歯科医師）が常時3人以上勤務する診療所（歯科診療所）または老人保健施設を開設する「社団・財団」は医療法人とすることができることとなった。医療法第6章第39条において、医療法人の定義を次のように定めている。

> **医療法　第6章　医療法人**
> **第39条**　病院、医師若しくは歯科医師が常時勤務する診療所又は介護老人保健施設を開設しようとする社団又は財団は、この法律の規定により、これを法人とすることができる。
> 2．前項の規定による法人は、医療法人と称する。

　ここでいう「社団又は財団」とは、法人の実体による区分のことで、簡単にいえば社団とは人の集まりを基盤にした法人、財団とは提供された財産を運営するためにつくられる法人である。財団医療法人は、財産を提供するので持分の定めがないが、社団医療法人については現在、持分の定めのあるものと、持分の定めのないものの2種類が認められている。しかし、2007（平成19）年に施行された医療法人制度改革により、現行の社団医療法人で持分の定めのあるものは当分の間「経過措置型医療法人」として存続は可能だが、2007（平成19）年4月1日以後は新規の設立はできないものとされた。

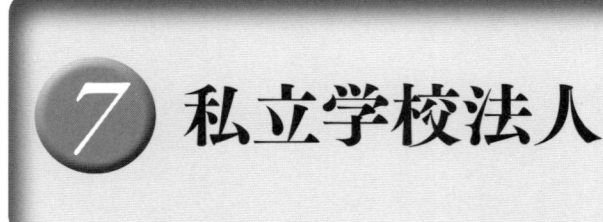

　私立学校の設置を目的として、私立学校法（昭和24年法律第270号）の定めるところにより設立される法人である。単に学校法人とも呼ばれる。
　以下は、私立学校法人経営の病院の一例である。

慶應義塾大学病院	病床数1,056床と診療科22科を有する大きな大学病院である。 特定機能病院・エイズ拠点病院・身体障害者福祉法指定（東京都）病院・災害拠点病院など、数々の指定・認定を受けており、幅広く高度な先進医療を提供している。
日本大学附属病院	日本大学には医学部附属の板橋病院・駿河台日本大学病院・練馬光が丘病院、歯学部付属歯科病院・松戸歯学部付属病院の5つの附属病院がある。 医学部附属板橋病院は、地上8階、地下2階の施設を有し、診療科33科、病床数1,037床、常勤医師379名、職員1,230名で構成されている。Q熱診断、乳がん診断、胎児心超音波検査において先進医療を行う病院であるとして承認されている。

（筆者作成）

8 社会福祉法人

　社会福祉法人は、社会福祉事業を行うことを目的として、社会福祉法第22条の定めるところにより設立された法人をいう。障害者、高齢者などを対象とした各種福祉施設や保育園、さらには病院・診療所などの医療機関の運営者となる。介護福祉士や保育士を養成する専修学校を運営している法人もあり、その場合、同一法人内の福祉施設と連携しているところが多い。

　以下は、社会福祉法人として設立された病院の一例である。

聖隷福祉事業団	病院・介護施設などを運営する、日本最大規模の社会福祉法人である。結核を患った青年のために、長谷川保ら数人のキリスト教信者らが1930（昭和5）年に病室を建設したことが始まりである。1939（昭和14）年、資金難により事業継続を断念するが、同年、昭和天皇より多額の下賜金を受け再生した。関連施設・団体は多肢にわたり、病院事業においては、全国で5つの病院を運営する。その1つに、静岡県の聖隷三方原病院がある。
聖隷三方原病院	静岡県浜松市に所在する3次救急指定病院であり、静岡県西部の中核をなす大きな医療機関である。病床数は、精神104床・結核20床・一般750床合わせて全874床で、診療科数は、内科・外科など合わせて24科ある。嚥下リハビリテーションでは国内有数の病院である。
三井記念病院	1906（昭和39）年に社会福祉法人として設立され、地上19階、地下2階からなる大きな施設である。病床数は482床あり、診療科は内科系10科、外科系7科、その他13科の計30科からなる。常勤医師数は171名（研修医24名を含む）である。化学療法センターなど7つの医療センターを配置し、高度な専門医療を提供できる体制を整えている。

（筆者作成）

9 医療生活協同組合

　医療生活協同組合とは、組合員の出資と参加で「医療事業」「介護事業」を行うもので、地域住民が、それぞれの健康・医療と暮らしにかかわる問題を持ち寄り、組織をつくり、医療機関を保有・運営し、それらを通して、その医療機関に働く役職員と医師をはじめとした医療専門家との協同によって、問題解決のために運動する、消費者生活協同組合法に基づく住民の自主的組織である。組合員に対し、医療生協独自の健康診断や健康チェックを行い、日常的に健康づくりの運動を進めている。

⑩ 会　社

　民間企業が経営する病院として、企業立病院がある。会社の経営者や役員、従業員とその家族の健康管理を目的として設置されたものである。

　多くの企業立病院は、一般客の外来も受け付けるようになっているが、東京電力病院のように受診者を職員に限定している病院もある。

　病院スタッフは医師・薬剤師なども含め、すべて運営会社に勤務する会社員扱いとなる。東芝、日立、JRなど、大企業の経営する病院が多い。以下は、企業立病院の一例である。

東芝が経営する企業立病院 （東芝病院）	東芝病院は1〜3号館に分かれ、1号館は診療外来棟、2号館は事務棟、3号館は東芝健診センター、臨床研究室などが入る棟となっている。病床数は307床（うち個室84床）あり、MRI、CTなど最先端医療設備が整っている。
NTTが経営する企業立病院 （NTT東日本関東病院）	地上11階、地下4階の近代的造りの施設である。病床は665床（一般615床、精神50床）、診療科は29科である。最上階11階には24時間セキュリティ完備の特別個室もある。地下には150台収容の外来患者向け有料駐車場を設置しており、1、2階にはサービス施設としてアメリカ・シアトルスタイルのカフェ（インターネットカフェ併設）、コンビニエンスストア、レストラン、理容室、郵便局、銀行ATMなどがある。 ※ほかにも、NTT西日本大阪病院など、各都道府県にNTT経営の病院が設置されている。
日本郵政が経営する企業立病院 （東京逓信病院）	病床数514床（一般487床、精神27床）、職員733名の病院である。診療科は全部で26科あり、「7対1看護体制」により運営を行っている。 ※ほかにも、京都逓信病院など、各都道府県に逓信病院が設置されている。

（筆者作成）

第1章 体系的形態

11 開設者別組織形態比較

各開設者別の組織形態の業務・運営、任命権者は以下のようになっている（表1-6）。

表1-6　国、公的病院、民間病院、その他病院などの組織形態比較

形　態	国	公的病院	その他公的病院		民間病院	その他
	国立大学法人	自治体病院（地方公営企業法の一部適用）	済生会病院	日本赤十字社病院	医療法人	公益法人
業務運営	中期目標に対応した中期計画に基づき、業務運営（中期目標：各大学が提案し、文科大臣が減算を十分尊重し策定。中期計画：各大学が策定し文科大臣が認可）	・県の地方機関、事業責任者である地方公共団体の長に事業の執行権及び代表権がある ・毎年度の予算が年度計画に相当する	・社会福祉法人恩賜財団済生会が開設する病院	・日本赤十字社が開設する病院	・都道府県知事の許認可を受け設立される ・業務範囲は医療保健及び附帯業務、付随業務のみ（社会医療法人、特定医療法人、特別医療法人〈平成24年3月31日まで〉を除く）	・国の一般的指導監督権下にある ・個別法により主務大臣の関与が規定されている
任命権者	学長（学長の選考は学内選考機関で行う）	知　事	法人の長	法人の長	法人の長	法人の長
身　分	－	地方公務員	－	－	－	－

（筆者作成）

また、一般的に会計・経理といえば企業会計を指すが、企業会計の適用を受けない法人として、医療法人、学校法人、公益法人、宗教法人、社会福祉法人、独立行政法人、NPO法人などがある。これらは、各開設者ごとに根拠法並びに適用会計基準が異なり、それぞれ規定された一定様式により財務諸表を作成し、その決算書類を官公庁へ提出することとされている。

表1-7は、開設者ごとの根拠法並びに適用会計基準である。

開設者別組織形態比較 ⓫

表1-7　開設者別の根拠法並びに適用会計基準

開設者	根拠法	適用会計基準
国		
独立行政法人国立病院機構	独立行政法人国立病院機構法	病院会計準則 独立行政法人会計
国立大学法人	国立大学法人法	国立大学法人会計基準
独立行政法人労働者健康福祉機構	独立行政法人通則法	独立行政法人会計 企業会計基準
公的医療機関		
都道府県	各都道府県条例 地方公営企業法	病院会計準則 地方公営企業会計基準
市町村	各都道府県条例 地方公営企業法	病院会計準則 地方公営企業会計基準
地方独立行政法人	地方独立行政法人法	地方独立行政法人会計基準
日赤	日本赤十字社法	（H21まで）病院会計準則など （H22～）公益法人会計基準
済生会	社会福祉法	病院会計準則 社会福祉法人会計基準
北海道社会事業協会	社会福祉法 医療法	社会福祉法人会計基準
厚生連	農業共同組合法	病院会計準則
国民健康保険団体連合会	国民健康保険法	公益法人会計基準など
社会保険関係団体		
全国社会保険協会連合会	健康保険法	病院会計準則
厚生年金事業振興団	厚生年金保険法	厚生年金特別会計
船員保険会	船員保険法	船員保険特別会計
健康保険組合及びその連合会	健康保険法	一般会計・特別会計
共済組合及びその連合会	国家公務員共済組合法 地方公務員等共済組合法 私立学校教職員共済法 農林漁業団体職員共済組合法	各共済組合規程に準ずる
国民健康保険組合	国民健康保険法	公益法人会計基準など
公益法人	公益法人認定法	病院会計準則
医療法人	医療法	病院会計準則
私立学校法人	私立学校法	病院会計準則
社会福祉法人	社会福祉法	社会福祉法人会計基準
医療生協	消費者生活協同組合法	生協法が規定する会計基準
会社		病院会計準則 企業会計原則など
個人		病院会計準則

（筆者作成）

第2章
形態別の状況

1. 開設者別の状況
2. 自治体病院の状況
3. 医療法人の状況

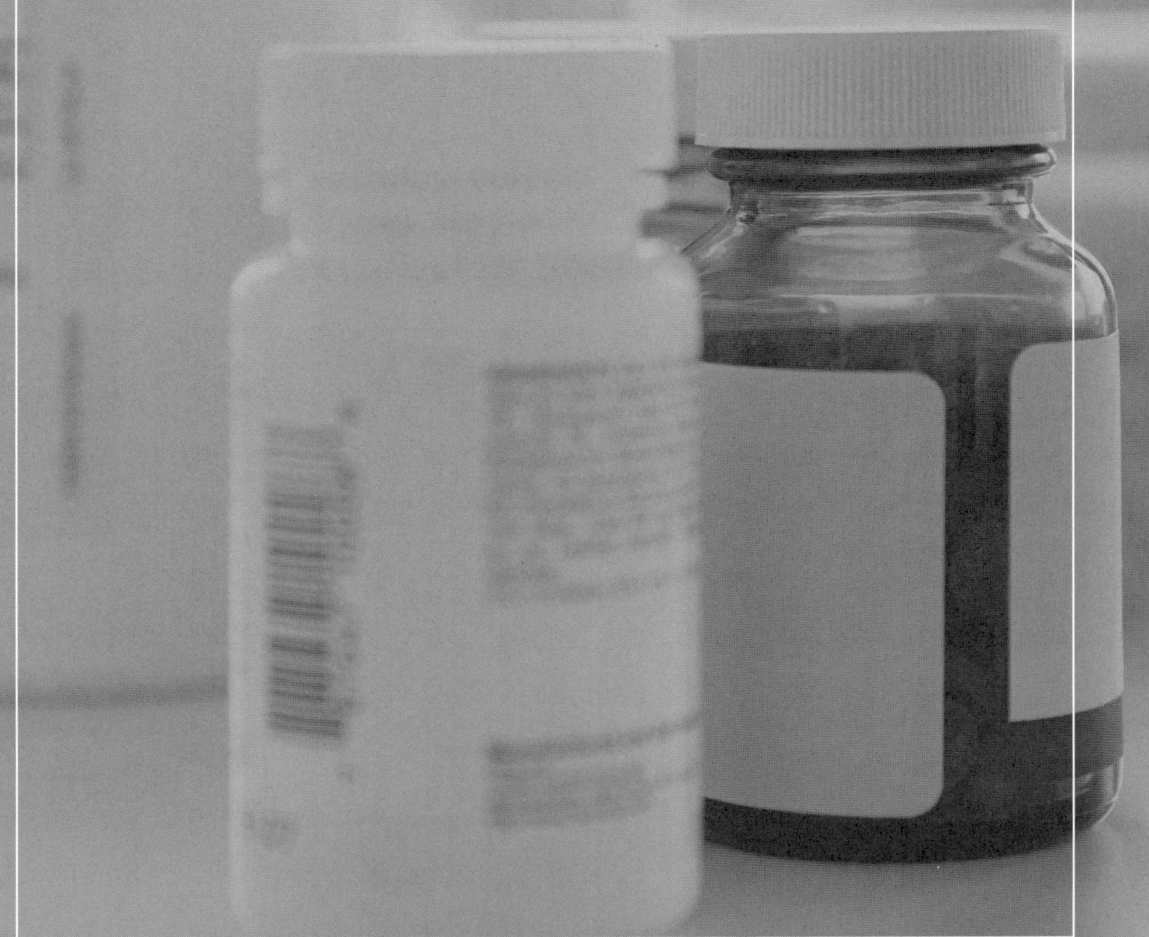

第2章　形態別の状況

開設者別の状況

本章では、医療機関の開設形態の中から、施設割合の最も高い「医療法人」と、「公的医療機関」のうち医療法人に次いで施設割合の高い「自治体病院」に焦点を当て、詳解していく。

1 開設者別の施設状況

（1）開設者別の病床数

開設者別の病院病床数を見てみると、「医療法人」が85万1,188床（病院の全病床数の52.9%）と最も多い（表2-1）。次に多いのが公的医療機関で34万3,604床（同21.3%）となっている。

また、病院病床数の年次推移を見てみると、病院全体で0.7%減少しており、最も減少率の高い形態は個人病院で5,353床減（対前年比10.9%減）となっている。

表2-1　開設者別に見た病院病床数

（各年10月1日現在）

開設者	病床数		対前年		構成割合（%）	
	平成19年	平成20年	増減数	増減率（%）	平成19年	平成20年
病　　院	1,620,173	1,609,403	△10,770	△0.7	100.0	100.0
国	123,208	119,962	△3,246	△2.6	7.6	7.5
公的医療機関	338,200	343,604	5,404	1.6	20.9	21.3
社会保険関係団体	36,357	35,857	△500	△1.4	2.2	2.2
医療法人	847,587	851,188	3,601	0.4	52.3	52.9
個人	49,061	43,708	△5,353	△10.9	3.0	2.7
その他	225,760	215,084	△10,676	△4.7	13.9	13.4

（出典：厚生労働省「平成20年医療施設（静態・動態）調査・病院報告の概況」より筆者作成）

(2) 開設者別の平均在院日数

　開設者別の平均在院日数を見てみると、自治体病院とその他公的病院の平均在院日数は、全体の平均よりやや下回りながら推移している（表２-２、図２-１）。これに対し私的病院は平均在院日数が最も長く、2009（平成21）年には30日を超えている。全体的に2007（平成19）年に一度数値が落ちるものの、５年前より伸びる傾向にある。

表2-2　開設者別の平均在院日数の推移

（単位：日）

	平成17年	平成18年	平成19年	平成20年	平成21年
平　均	20.37	19.69	19.60	20.62	21.87
自治体病院	19.64	18.74	18.62	19.25	19.44
その他公的病院	18.43	18.35	18.18	18.46	20.49
私的病院	26.37	27.20	26.29	28.95	31.43

※調査における基礎数値は、例年６月分の集計数値または６月30日現在の数値である。
（出典：全国公私病院連盟「平成21年病院運営実態分析調査の概要（平成21年６月調査）」より筆者作成）

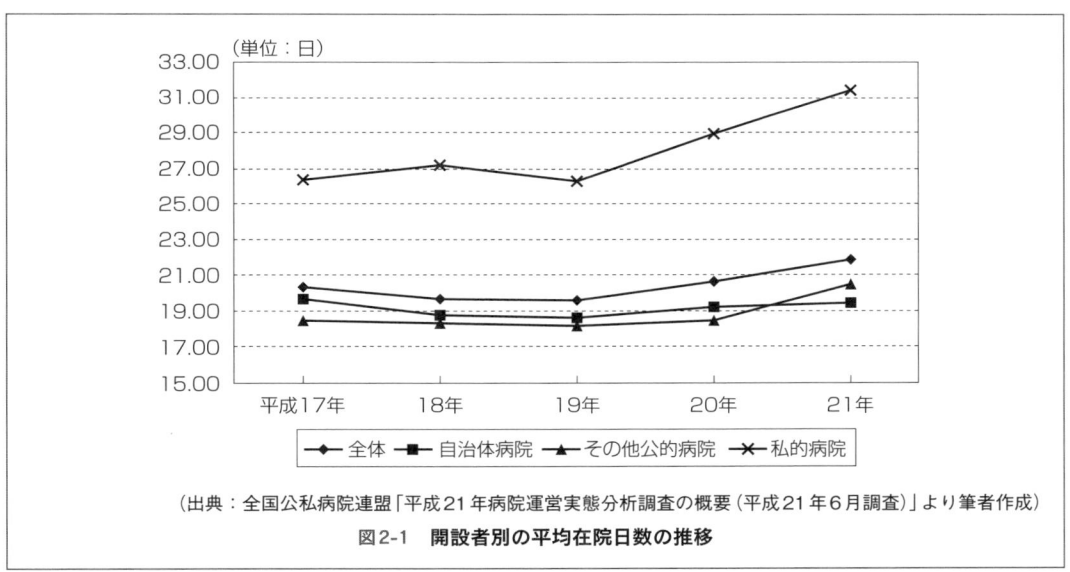

（出典：全国公私病院連盟「平成21年病院運営実態分析調査の概要（平成21年６月調査）」より筆者作成）
図2-1　開設者別の平均在院日数の推移

　平均在院日数は、年度内における１人の患者が入院してから退院するまでの在院日数の平均を推計したもので、現在の診療報酬では、平均在院日数の短縮を図ることにより初期加算が算定されるなど収益が多くなる。
　平均在院日数は病院の機能性を見る指標である。医療機関の機能性の分析指標としては、

平均在院日数のほか、病床利用率や1床当たり1日平均入院（または外来）患者数、医師1人当たり入院（または外来）患者数などが挙げられるが、運営状況が良好な医療機関は、病床利用率が高く、平均在院日数が短く、患者1人1日当たり入院収益額が高い。平均在院日数の計算式は、以下のとおりである。

$$平均在院日数（日）＝\frac{在院患者延べ数}{([新入院患者数＋退院患者数]\times 1/2)}$$

また、病院における平均在院日数を病床種別に見てみると、2008（平成20）年度における一般病床の平均在院日数は18.8日となっている（表2-3）。

日本の平均在院日数は、国際的に見れば長いと以前から指摘されており、平均在院日数が長くなればなるほど医療費は増大することとなる。

表2-3 病床種別の平均在院日数

（各年間）（単位：日）

	平均在院日数（日）				
	平成16年	平成17年	平成18年	平成19年	平成20年
病　院					
全病床平均	36.3	35.7	34.7	34.1	33.8
精神病床	338.0	327.2	320.3	317.9	312.9
感染症病床	10.5	9.8	9.2	9.3	10.2
結核病床	78.1	71.9	70.5	70.0	74.2
一般病床	20.2	19.8	19.2	19.0	18.8
療養病床	172.6	172.8	171.4	177.1	176.6
療養病床を有する診療所					
療養病床	94.4	94.1	99.7	106.2	104.4

（出典：厚生労働省「病院報告」より筆者作成）

平均在院日数は、患者に直接関係がないように思えるが、入院する場合は大きく影響することとなる。入院基本料（看護サービスをはじめ入院環境を提供する料金）は、看護配置と平均在院日数に応じて金額が決まるからである。

一般病棟で最も高い入院基本料（1日当たり1万5,550円）は、看護配置が7：1（患者7人に対して看護職員が1人実質配置されている）、平均在院日数の基準が19日以内と設定されている。看護配置が10：1になると平均在院日数の基準は21日以内、13：1では24日以内、15：1では60日以内となる。つまり、看護職員の比率が低くなるほど平均在院日数の基準が長くなり、入院基本料も安くなるのである。

しかし、いずれの場合も平均在院日数の基準が設けられているため、それ以上の期間にわたって入院する患者が増えると病院の経営に影響が出ることとなる。

2009（平成21）年の開設者ごとの一般病院における病床規模別の平均在院日数を見てみると、病床数が多い（大規模な）病院ほど、平均在院日数が短くなるという傾向が見られる（表2-4）。

表2-4　平成21年の開設者別・病床規模別の平均在院日数

	総数	一般病院								
		総数	20～99床	100～199床	200～299床	300～399床	400～499床	500～599床	600～699床	700床～
全体平均	21.87	19.99	27.39	26.23	22.04	18.75	16.46	15.10	15.63	14.96
自治体病院	19.44	17.83	27.93	23.43	17.03	16.94	15.88	13.95	15.65	14.91
その他公的病院	20.49	19.87	51.37	24.59	25.89	20.69	15.94	17.44	14.16	12.98
私的病院	31.43	27.32	20.99	31.11	33.54	27.89	20.88	－	18.01	18.18

（出典：全国公私病院連盟「平成21年病院運営実態分析調査の概要（平成21年6月調査）」より筆者作成）

（3）病床利用率

開設者別の病院病床利用率を見てみると、2005（平成17）年から2008（平成20）年まで、全体では年々減少傾向にあるが、その他公的病院と私的病院については2008（平成20）年から2009（平成21）年にかけて利用率がアップしている（表2-5、図2-2）。特に私的病院における利用率が高く、2009（平成21）年に最も低かった自治体病院のそれを約12.49％上回っている。

表2-5　開設者別の病床利用率の推移

（単位：％）

	平成17年	平成18年	平成19年	平成20年	平成21年
全体平均	80.28	78.23	75.89	73.81	72.95
自治体病院	78.08	76.20	73.51	70.56	68.62
その他公的病院	81.62	80.05	76.94	75.19	76.11
私的病院	84.35	81.89	81.67	80.90	81.11

（出典：全国公私病院連盟「平成21年病院運営実態分析調査の概要（平成21年6月調査）」より筆者作成）

第2章　形態別の状況

(出典：全国公私病院連盟「平成21年病院運営実態分析調査の概要（平成21年6月調査）」より筆者作成)
図2-2　開設者別の病床利用率の推移

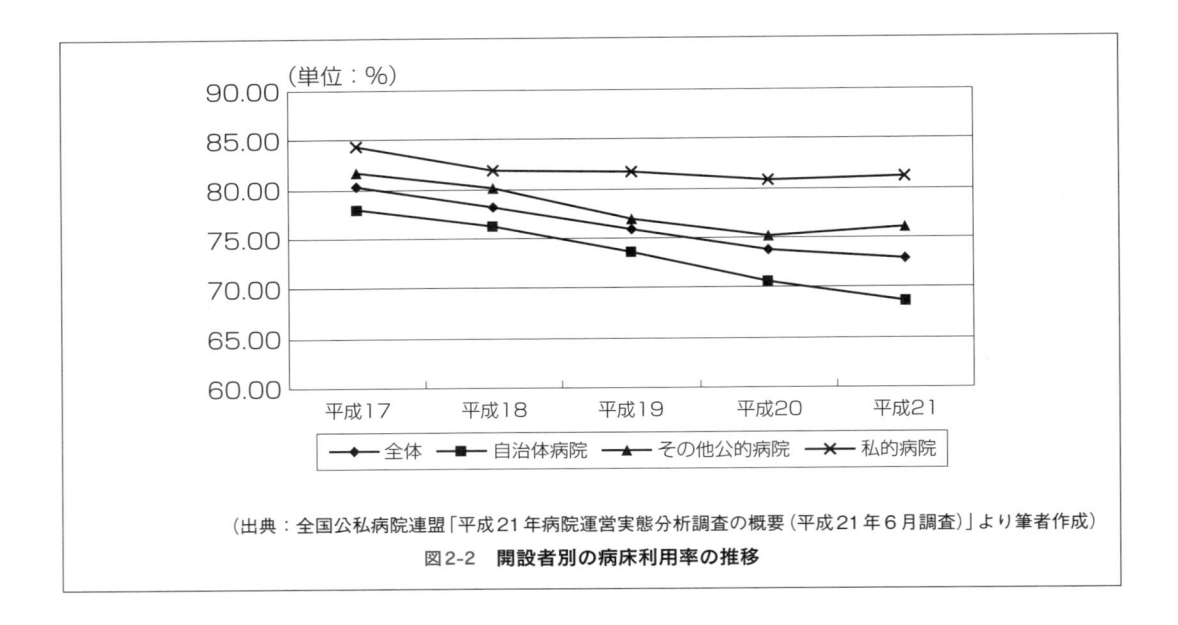

2009（平成21）年の開設者別・病床規模別の一般病院における病床利用率を見てみると、自治体病院とその他公的病院で、病床数が多い（大規模な）病院ほど、病床利用率が高くなる傾向があるのがわかる（表2-6）。中でも自治体病院でそれが顕著である。

表2-6　平成21年の各開設者別・病床規模別の病床利用率

(単位：%)

	総数	一般病院								
		総数	20～99床	100～199床	200～299床	300～399床	400～499床	500～599床	600～699床	700床～
全体平均	72.95	72.41	72.76	73.12	70.78	68.78	72.00	73.18	80.82	78.32
自治体病院	68.62	68.46	69.32	67.14	63.80	65.72	71.16	71.89	74.65	77.58
その他公的病院	76.11	75.55	80.86	74.34	74.81	75.12	71.67	80.86	81.61	81.52
私的病院	81.11	79.76	77.45	80.48	81.20	76.45	76.23	—	87.80	78.24

(出典：全国公私病院連盟「平成21年病院運営実態分析調査の概要（平成21年6月調査）」より筆者作成)

1病院当たり入院患者数及び外来患者数ともに最も多い開設者はその他公的病院であり、次いで自治体病院、私的病院の順となっている（表2-7、図2-3、表2-8）。

各開設者とも下降傾向に推移しており、こうしたことからも年々経営状況の厳しさが増していることが推察される。

開設者別の状況 ❶

表2-7　1病院当たり入院患者数

(単位：人)

	平成17年	平成18年	平成19年	平成20年	平成21年
全体平均	6,997	6,983	6,758	6,645	6,664
自治体病院	6,581	6,543	6,259	6,073	6,154
その他公的病院	9,032	8,801	8,422	8,234	8,476
私的病院	6,238	6,188	6,280	6,416	6,154

(出典：全国公私病院連盟「平成21年病院運営実態分析調査の概要（平成21年6月調査）」より筆者作成)

図2-3　1病院当たり入院患者数

(出典：全国公私病院連盟「平成21年病院運営実態分析調査の概要（平成21年6月調査）」より筆者作成)

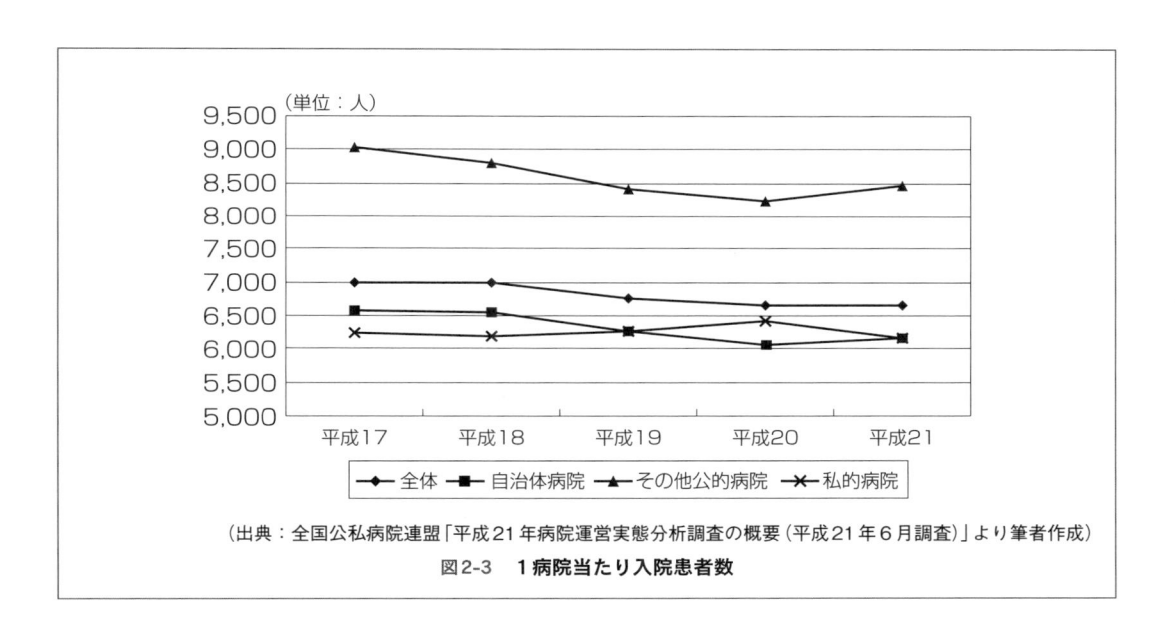

表2-8　1病院当たり外来患者数

(単位：人)

	平成17年	平成18年	平成19年	平成20年	平成21年
全体平均	12,169	12,017	11,158	10,536	10,946
自治体病院	11,990	11,523	10,614	9,913	10,442
その他公的病院	16,990	16,278	15,189	14,628	15,065
私的病院	8,768	8,998	8,717	8,344	8,606

(出典：全国公私病院連盟「平成21年病院運営実態分析調査の概要（平成21年6月調査）」より筆者作成)

第2章　形態別の状況

2　開設者別病院の財務的現状

　開設者別一般病院の病床規模100床当たり医業収益は、年々増加傾向にある。特に私的病院の増加率が大きく、2005（平成17）年に127,080千円であった医業収益が2009（平成21）年には144,008千円と、この5年間で16,928千円（13.3％）の増加となっている（表2-9、図2-4）。

表2-9　開設者別一般病院の病床規模100床当たり医業収益の推移

（単位：千円）

	平成17年	平成18年	平成19年	平成20年	平成21年
全体	135,687	136,515	137,561	136,089	146,534
自治体病院	128,775	127,362	126,722	124,949	133,781
その他公的病院	156,629	155,709	157,100	157,742	171,656
私的病院	127,080	132,083	136,756	134,089	144,008

（出典：全国公私病院連盟「平成21年病院運営実態分析調査の概要（平成21年6月調査）」より筆者作成）

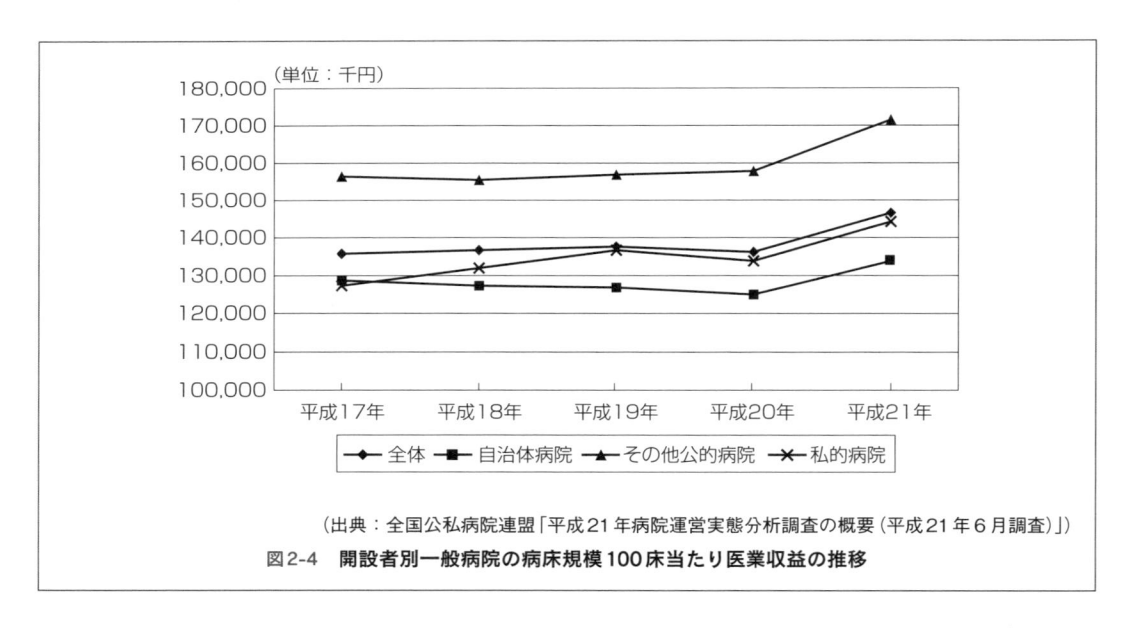

（出典：全国公私病院連盟「平成21年病院運営実態分析調査の概要（平成21年6月調査）」）
図2-4　開設者別一般病院の病床規模100床当たり医業収益の推移

　開設者別一般病院の病床規模100床当たり医業収益100対収支金額割合を見てみると、医業収益対総費用割合が最も高い自治体病院は総費用割合が総収益割合を超えており、赤字の状況を示している（表2-10、11、図2-5）。特に自治体病院の給与費比率は60％を超える高率となっている。病院は、給与費が医業収益の50％前後を占める労働集約産業であるが、給与費比率の平均が50％を超える病院は経営状況が非常に厳しいものとなっている。

表2-10 開設者別一般病院の病床規模100床当たり医業収益100対収支金額割合比較表

(単位:千円)

科　　目	全体	自治体病院	その他 公的病院	私的病院
【　費　　　用　】				
総　費　用	108.9	119.1	100.8	100.3
Ⅰ　医業費用	106.0	115.2	98.7	98.4
1.給与費	55.8	61.7	49.9	52.4
(1)常勤職員給	34.3	36.2	31.5	34.5
(2)非常勤職員給	3.5	4.0	2.4	3.9
(3)臨時給与費	8.7	9.9	8.3	7.1
(4)退職給付費用	2.6	3.4	2.3	1.6
(5)法定福利費	6.6	8.2	5.4	5.3
2.材料費	26.5	27.2	28.5	22.7
(1)薬品費	15.7	15.7	18.1	12.2
(2)診療材料費	9.8	10.7	9.3	8.9
(3)食事材料費	0.6	0.6	0.6	0.6
(4)医療消耗備品費	0.4	0.1	0.4	0.9
3.経費	16.2	17.6	13.4	17.3
うち委託費	7.9	9.9	6.1	6.5
4.減価償却費	6.4	7.7	5.7	4.8
5.資産減耗損	0.2	0.2	0.1	0.1
6.研究・研修費	0.4	0.5	0.4	0.4
7.本部費分担金など	0.5	0.2	0.7	0.8
Ⅱ　医業外費用	2.4	3.3	1.6	1.6
うち支払利息	1.6	2.7	0.5	1.0
うち看護師養成費	0.2	0.2	0.2	0.1
Ⅲ　特別損失	0.5	0.6	0.4	0.4
納付消費税(別掲)	0.4	0.2	0.5	0.5
【　収　　　益　】				
総　収　益	102.2	102.6	102.0	101.7
Ⅰ　医業収益	100.0	100.0	100.0	100.0
1.入院収入	66.3	67.4	63.6	68.1
2.室料差額収入	1.4	1.1	1.4	2.2
3.外来収入	29.7	30.1	31.5	26.5
4.公衆衛生活動収入	0.8	0.4	1.2	0.9
5.医療相談収入	1.2	0.7	1.8	1.4
6.その他の医業収入	0.5	0.3	0.5	0.8
Ⅱ　医業外収益	1.8	2.3	1.5	1.6
Ⅲ　特別利益	0.3	0.3	0.6	0.2
他会計負担金・補助金など収入(別掲)	7.0	14.4	1.5	0.4

(出典:全国公私病院連盟「平成21年病院運営実態分析調査の概要(平成21年6月調査)」より筆者作成)

第2章 形態別の状況

表2-11 平成21年の開設者別の収支状況比較表

		全体	自治体病院	その他公的病院	私的病院
総収益 − 総費用	（単位：千円）	△9,776	△22,143	2,132	1,991
医業収益 − 医業費用	（単位：千円）	△8,803	△20,325	2,165	2,304
総費用／総収益×100	（単位：％）	106.5	116.1	98.8	98.6
医業費用／医業収益×100	（単位：％）	106.0	115.2	98.7	98.4

（出典：全国公私病院連盟「平成21年病院運営実態分析調査の概要（平成21年6月調査）」より筆者作成）

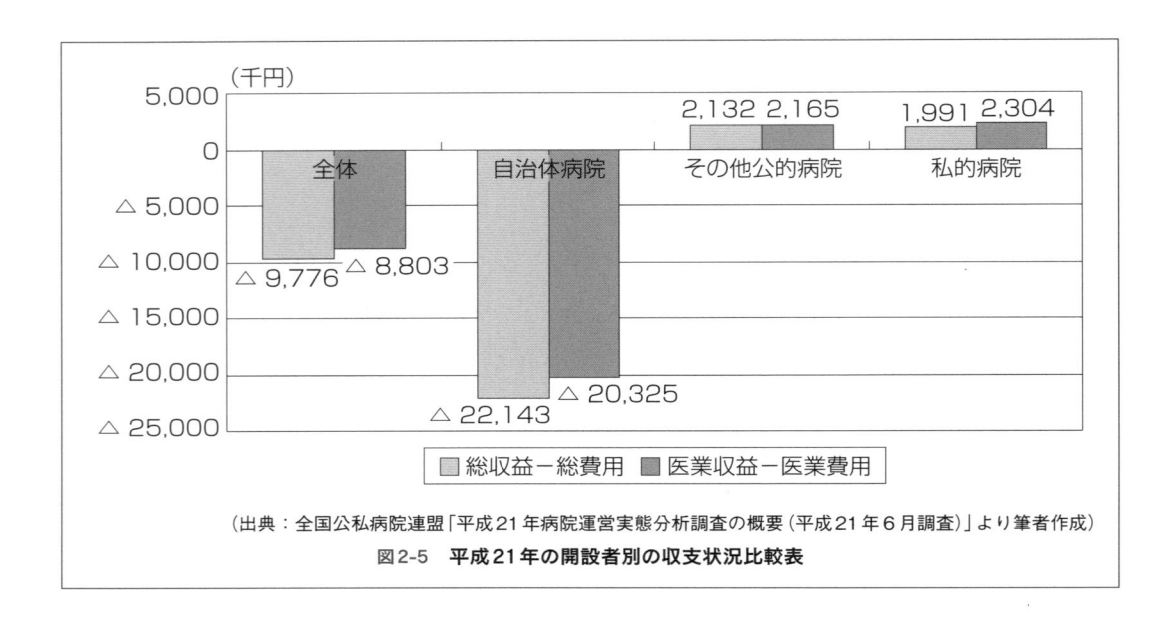

図2-5 平成21年の開設者別の収支状況比較表

（出典：全国公私病院連盟「平成21年病院運営実態分析調査の概要（平成21年6月調査）」より筆者作成）

開設者別の状況 ❶／自治体病院の状況 ❷

❷ 自治体病院の状況

1 自治体病院の施設状況

　地方公共団体が経営する病院事業は、一般行政病院などを除き、公営企業に位置付けられ、地方公営企業法の財務規定などが適用される。また、条例で定めるところにより財務規定などを除く法の規定を適用することが可能となり、それにより、結果的に法の規定の全部が適用されることとなる。

　このように、財務規定などが当然に適用されることとなったのは、1966（昭和41）年の地方公営企業法の改正によるものであり、それ以前は、職員数が100人以上のものについてのみ財務規定などの一部が適用されていた。それが、経過措置期間を経て、1968（昭和43）年度より全面適用となったのである。

　こうした中で、自治体病院は地域の実情などに基づき設置・運営されてきたが、厳しい経営が続いたため、1974（昭和49）年以来、数次にわたり経営健全化措置が行われてきた。

　2008（平成20）年度現在、地方公営企業法を適用する病院事業は665事業で、これらの事業が有する自治体病院の数は936病院であり、病院全体の1割強を占めている（**表2-12**）。2004（平成16）年度には1,000病院あった病院数はその後年々減少し、2005（平成17）年度及び2006（平成18）年度には、減少数は2004（平成16）年度の4.5倍（18病院）となっている。減少の理由は、地方独立行政法人化、診療所化などによるものである。

医療経営士●上級テキスト10　33

第2章 形態別の状況

表2-12 自治体病院数の増減の状況（地方公営企業法適用）

項目 / 年度		平成16年度	平成17年度	平成18年度	平成19年度	平成20年度
病院数		1,000	982	973	957	936
増加数		1	—	9	5	4
減少数		4	18	18	21	25
うち	統合	—	4	—	—	1
	廃止	1	2	—	2	1
	診療所化	1	5	5	10	16
	地方独立行政法人化	—	1	6	1	3
	民間譲渡	2	5	4	5	2
	その他	—	1	3	3	2

※増加数及び減少数は、決算対象病院数の増減である。
（出典：総務省自治財政局「平成20年度地方公営企業決算概況」）

　自治体病院の増減の状況を都道府県別に見てみると、病院数・事業数ともに、診療所化・民間譲渡などにより前年度に比べ減少しており、増加は見られない（2007〈平成19〉年度事業数667事業、2008〈平成20〉年度事業数665事業）。

　大阪府においては2005（平成17）年度から2006（平成18）年度にかけ5事業の減少となっているが、これは地方独立行政法人化によるものである。

　また表2-13より、経営主体別・病床規模別自治体病院数の状況は結核病院、精神科病院を除く一般病院891病院のうち、300床以上の大規模病院の占める割合は、全体の33.1％の295病院となっている。これを経営主体別に見ると、都道府県立は51.6％（82病院）、指定都市立は64.3％（27病院）、市立は36.5％（144病院）、町村0.5％（1病院）となっている。

　一方、民間医療機関による診療が期待できない離島、山間地などの「不採算地区病院」は、一般病院の24.7％に当たる220病院であり、また自治体病院の全体の83.1％に当たる778病院が救急医療機関として告示を受けているなど、地域において重要な役割を果たしている。

表2-13 経営主体別・病床規模別自治体病院数の状況

(平成20年度決算対象病院数)

種別			都道府県	指定都市	市	町村	組合	計
一般病院	300床以上	(構成比率)	(51.6)	(64.3)	(36.5)	(0.5)	(39.8)	(33.1)
			82	27	144	1	41	295
	100床以上300床未満	(構成比率)	(37.7)	(31.0)	(41.5)	(30.2)	(35.9)	(37.3)
			60	13	164	58	37	332
	100床未満	(構成比率)	(9.4)	(4.8)	(21.8)	(69.3)	(23.3)	(29.2)
			15	2	86	133	24	260
	建設中	(構成比率)	(1.3)		(0.3)		(1.0)	(0.4)
			2		1		1	4
	計		(17.8)	(4.7)	(44.3)	(21.5)	(11.6)	(100.0)
			159	42	395	192	103	891
	うち不採算地区病院※		(5.7)	(4.8)	(14.7)	(68.2)	(19.4)	(24.7)
			9	2	58	131	20	220
結核病院			1					1
精神科病院			38	1	3	1	1	44
計			198	43	398	193	104	936
うち救急告示病院			128	33	353	172	92	778
経営形態	全部適用		139	21	100	18	8	286
	一部適用		54	17	273	164	88	596
	指定管理者（代行制）		5	5	15	2	7	34
	指定管理者（利用料金制）				10	9	1	20
	計		198	43	398	193	104	936

※「不採算地区病院」とは、病床数100床未満（感染症病床を除く）、または1日平均入院患者数100人未満であり、かつ1日平均外来患者数200人未満である一般病院のうち、当該病院の所在する市町村内に他に一般病院がないもの、または所在市町村の面積が300km²以上で他の一般病院の数が1に限られるもの。

(出典：総務省自治財政局「平成20年度地方公営企業決算の概況」)

　自治体病院は、開設の経緯、立地条件、規模、診療内容により、その役割・使命も一様ではないが、住民のために地域における基幹病院・中核病院として高度の医療機器を備え、民間医療機関では取り組みにくい高度・先進・特殊医療やへき地医療、救急救命医療、小児救急医療、地域がん診療、エイズ治療、地域災害医療など不採算部門といわれる分野を

第2章 形態別の状況

担うなど、住民の命と健康を守るため、また医療水準の向上などに重要な役割を果たしている（表2-14）。

今後も、不採算分野を含めて良質の公的医療を継続的に提供していくことはますます重要であり、厳しい状況のもと地域における自治体病院の役割を自らも学び直し、他の医療機関と役割を分担して相互に連携し、地域医療の確保と病院経営の健全化を両立させることが最も重要である。

表2-14　自治体病院の役割と割合

	病院数	自治体病院	その他病院
へき地医療拠点病院	257	183（71.2％）	74（28.8％）
救命救急センター	212	82（38.7％）	130（61.3）
エイズ治療拠点病院	375	149（39.7％）	226（60.3％）
地域災害医療センター	530	242（45.7％）	288（54.3％）
小児救急医療拠点病院	31	12（38.7％）	19（61.3％）
地域がん診療連携拠点病院	304	189（62.2％）	115（37.8％）

（出典：総務省自治財政局「平成20年度地方公営企業決算の概況」より筆者作成）

現在、地域の医療を支えるために地方自治体が運営する公立病院が苦境に陥っている。経営を側面支援してきた自治体財政の悪化に加え、医師不足の深刻化が病院の赤字拡大を招き、自治体を圧迫する負のスパイラルが広がっているためだ。

戦後のわが国における医療体制は、荒廃した医療機関の復興を図るため、自治体病院をはじめとする公的医療機関を中心に整備が進められた。その後、私的医療機関を医療体制の中心に置こうとする動きが強まり、1962（昭和37）年の医療法改正により、公的病院に対する病床規制が実施された。

1971（昭和46）年10月に行われた社会保険審議会の答申などにおいて、離島、へき地などの不採算地区における医療や高度医療、特殊医療について、公的医療機関が積極的に対処すべきであるという考えから、公的医療機関の整備を促進するための公費の導入、公的病院に対する病床規制の撤廃が打ち出された。

しかし、国の方針は明確にされず、1985（昭和60）年の医療法の改正において、都道府県ごとに「地域医療計画」を策定し、地域における体系だった医療供給体制の整備を図ることとされた。

このため、政府の進める医療費抑制策は、病院に勤務する医師の労働環境を悪化させ、病院経営を苦境に追いつめ、地域の医療システムは崩壊状態に陥っている。また、2004（平成16）年から始まった新人医師の新臨床研修制度も、結果的に地域の病院で医師を確

保することを難しくした。

　さらに、医師不足に悩む地域の病院では、限られた医師や医療スタッフに過重な役割と責任が負わされ、特に産科や小児科、救急医療を担う医師たちが次々と職場を去った。加えて、地方交付税の削減、自治体財政が極端に悪化したことも、自治体病院の経営を困難にした要因である。

　このように高度で特殊な医療や救急救命医療、へき地医療など利益の出にくい部門を担ってきた自治体病院は、今、大きな曲がり角に立っている。

2　自治体病院の財務的状況

　自治体病院の財務的状況について、**表2-15**の年次推移を見てみると、2008（平成20）年度における総収益は3兆9,901億円であり、2007（平成19）年度（4兆272億円）に比べ、371億円（0.9％）の減少となっている。これは、特別利益を除く他会計繰入金は219億円（4.2％）の増加となったが、患者数の減少により料金収入が611億円（1.9％）減少となったことなどによるものと考えられる。

　また、総費用に関しては、2007（平成19）年度の4兆2,219億円に比べ2008（平成20）年度は502億円（1.2％）減少の4兆1,717億円となっている。これは、職員数の減少に伴い職員給与費が2007（平成19）年度に比べ177億円（0.9％）減少したこと、減価償却費が12億円（0.4％）減少したこと、支払利息が2007（平成19）年度に比べ119億5,900万円（10.3％）減少したことなどによるものと考えられる。

表2-15 損益収支状況の年度別推移

(単位：百万円、％)

項目			平成16年度	平成17年度	平成18年度	平成19年度(A)	平成20年度(B)	(B)-(A)/(A)
総収益			4,158,647	4,154,431	4,008,969	4,027,200	3,990,054	△0.9
	経常収益		4,128,078	4,136,397	3,979,101	3,995,416	3,959,750	△0.9
		医業収益	3,625,550	3,640,988	3,494,816	3,500,782	3,446,405	△1.6
	うち	うち料金収入	3,414,607	3,429,384	3,279,572	3,281,322	3,220,157	△1.9
		国庫(県)補助金	17,693	17,113	14,715	14,888	16,311	9.6
		他会計繰入金	523,459	516,654	510,006	521,687	543,611	4.2
	特別利益		30,569	18,034	29,868	31,783	30,354	△4.5
総費用			4,284,717	4,302,055	4,207,458	4,221,868	4,171,717	△1.2
	経常費用		4,259,802	4,279,443	4,178,800	4,195,975	4,144,188	△1.2
		医業費用	4,012,801	4,031,933	3,953,314	3,951,669	3,911,911	△1.0
	うち	職員給与費	2,002,963	1,990,116	1,939,206	1,935,994	1,918,225	△0.9
		減価償却費	273,751	277,705	276,191	278,595	277,374	△0.4
		支払利息	123,236	121,011	118,146	116,028	104,069	△10.3
	特別損失		24,916	22,612	28,658	25,893	27,529	6.3
経常損益			△131,724	△143,045	△199,699	△200,559	△184,488	―
	経常利益	事業別	25,804 (246)	21,881 (211)	10,724 (141)	10,616 (166)	13,933 (183)	31.2
		病院別	39,271 [346]	37,050 [339]	23,272 [247]	23,117 [265]	26,154 [271]	13.1
	経常損失	事業別	157,528 (482)	164,926 (463)	210,423 (527)	211,175 (501)	198,421 (481)	△6.0
		病院別	170,995 [653]	180,096 [643]	222,970 [721]	223,676 [688]	210,642 [661]	△5.8
特別損益			5,653	△4,578	1,210	5,890	2,825	―
純損益			△126,071	△147,623	△198,489	△194,688	△181,662	―
	純利益	事業別	31,881 (256)	24,561 (226)	15,650 (152)	22,456 (176)	25,913 (194)	15.4
		病院別	46,340 [364]	38,875 [356]	30,038 [256]	33,641 [279]	37,767 [282]	12.3
	純損失	事業別	157,952 (472)	172,184 (448)	214,139 (516)	217,124 (491)	207,575 (470)	△4.4
		病院別	172,411 [635]	186,499 [626]	228,527 [712]	228,309 [674]	219,430 [650]	△3.9
累積欠損金			1,682,577 (569)	1,781,961 (529)	1,873,568 (553)	2,001,501 (558)	2,136,798 (562)	6.8
不良債務			76,141 (100)	83,435 (98)	95,262 (104)	118,610 (114)	57,549 (96)	△51.5
総事業数			728	674	669	667	665	△0.3
	うち建設中		―	―	1	―	1	皆減
総病院数			1,000	982	973	957	936	△2.2
	うち建設中		1	―	5	4	4	―

自治体病院の状況 ❷

総事業数・病院数（建設中を除く）に対する割合	経常損失を生じた事業数	66.2	68.7	78.9	75.1	72.4	―
	経常損失を生じた病院数	65.4	65.5	74.5	72.2	70.9	―
	純損失を生じた事業数	64.8	66.5	77.2	73.6	70.8	―
	純損失を生じた病院数	63.6	63.7	73.6	70.7	69.7	―
	累積欠損金を有する事業数	78.2	78.5	82.8	83.7	84.6	―
	不良債務を有する事業数	13.7	14.5	15.6	17.1	14.5	―
医業収益に対する割合	経常損失比率	4.3	4.5	6.0	6.0	5.8	―
	累積欠損比率	46.4	48.9	53.6	57.2	62.0	―
	不良債務比率	2.1	2.3	2.7	3.4	1.7	―
総収支比率		97.1	96.6	95.3	95.4	95.6	―
経常収支比率		96.9	96.7	95.2	95.2	95.5	―
医業収支比率		90.3	90.3	88.8	88.6	88.1	―
職員給与対医業収益比率		55.2	54.7	55.5	55.3	55.7	―
医業費用に占める職員給与費の割合		49.9	49.4	49.3	49.0	49.0	―
他会計繰入金対医業収益比率		14.4	14.2	14.6	14.9	15.8	―
1床当たり繰入金（千円）		2,193	2,196	2,212	2,293	2,432	6.1

（出典：総務省自治財政局「平成20年度地方公営企業決算の概況」）

（出典：総務省自治財政局「平成20年度地方公営企業決算の概況」より筆者作成）

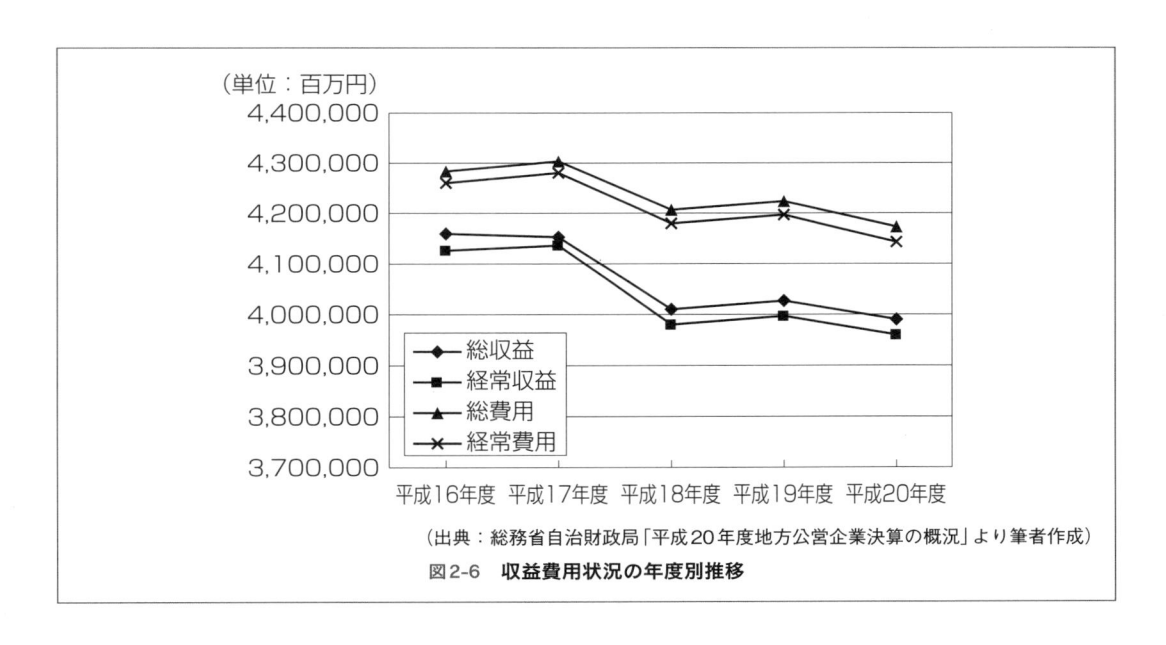

図2-6　収益費用状況の年度別推移

　経常収益については、2007（平成19）年度の3兆9,954億円に比べ2008（平成20）年度は357億円減少し、3兆9,597億円（前年比0.9%減）となっている（図2-6）。また、

経常費用は、2007（平成19）年度の4兆1,960億円に比べ2008（平成20）年度は518億円減少の4兆1,442億円（前年比1.2%減）となっている。

その結果、経常損益は2007（平成19）年度2,006億円の赤字額が、2008（平成20）年度は161億円減少して1,845億円の赤字額となった。ちなみに、2006（平成18）年度における経常損益が前年度に比して大幅に減少となっているが、これは診療報酬改定による収入減の影響が考えられる。2008（平成20）年度は多少の収入増となり、改善が見られた。

純損益に関しては、赤字額が2007（平成19）年度の1,947億円より130億円減少し1,817億円となり多少の改善が見られる。

累積欠損金は、2007（平成19）年度の2兆15億円に比べ、2008（平成20）年度は1,353億円増加の2兆1,368億円（前年比6.8%増）である。2008（平成20）年度の累積欠損金を有する事業数は、2007（平成19）年度の558事業より4事業増加し562事業（前年比0.7%増）となっており、医業収益に対する累積欠損金の割合は62.0%と、2007（平成19）年度より4.8%増加している（図2-7）。

累積欠損金とは、営業活動によって損失（赤字）を生じた場合に、繰越利益剰余金、利益積立金などによってもなお補填ができなかった各事業年度の損失（赤字）額が累積したものをいう。累積欠損金は、経常費用に占める資本費（減価償却費及び支払利息）の比率の高い事業において増大する傾向があり、このうち、減価償却費は現金支出を伴わないため、これを原因とする損失（赤字）額により生じた累積欠損金が事業全体の資金不足に直接つながるものではないが、累積欠損金が多い事業においては、より一層の収益性の向上を図るとともに、経常費用の合理化などにより効率性を発揮し、経営の健全化を推進していくことが求められる。

2008（平成20）年度の経常損失を生じた事業については72.4%に当たる481事業（前年度75.1%、501事業）であり、その額は2007（平成19）年度の2,112億円より128億円減少の1,984億円となっている。

経常収支比率は2007（平成19）年度（95.2%）より0.3%増加の95.5%であり、医業収支比率は前年度（88.6%）より0.5%減少の88.1%となっている。

このように2008（平成20）年度における自治体病院の経営状況は、前年度に比べ多少の改善は見られるものの、経常損失を生じた事業数は、2006（平成18）年度から3年連続して70%を超えており、非常に厳しい状況といえる。

診療報酬改定は2年に一度のペースで行われており、2004（平成16）年度は、−1.0%（本体±0.0%、薬価−0.9%、材料−0.1%）の改定が実施された。また、2006（平成18）年度には、過去最大の−3.16%（本体−1.36%、薬価−1.6%、材料−0.2%）の改定が実施され、医療界に激震が走った。医師不足の中、人件費は伸びる一方であり、原材料費である薬や診療材料の価格も、先端技術を取り入れれば高くなってしまうという悪条件の下で、診療報酬のマイナス改定により、多くの自治体病院の経営はさらに赤字幅を広げることと

自治体病院の状況 ❷

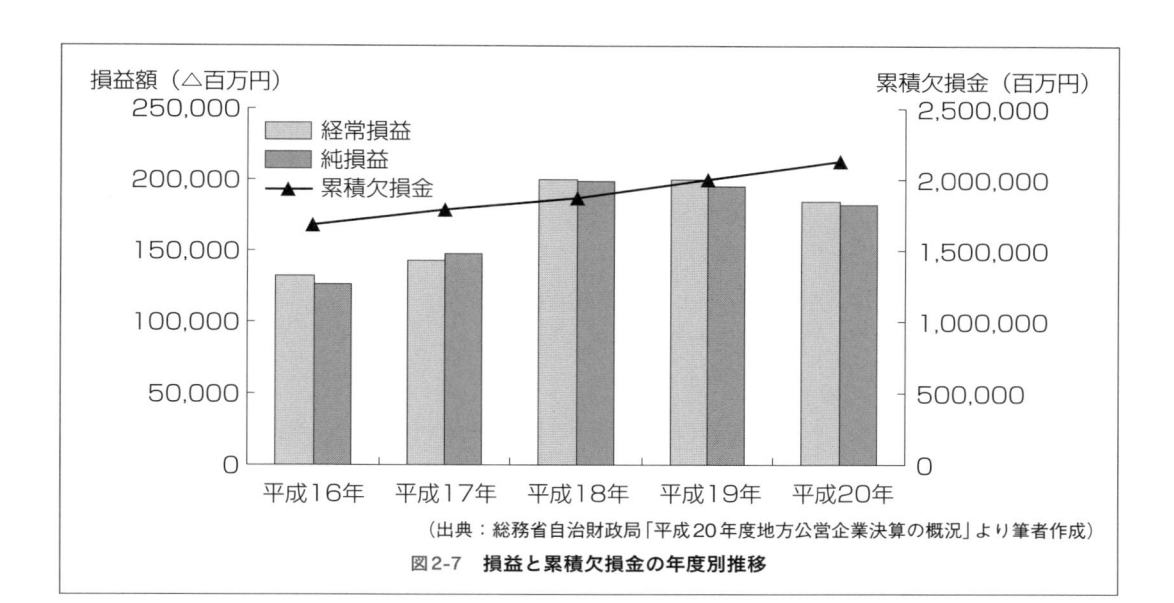

図2-7 損益と累積欠損金の年度別推移
（出典：総務省自治財政局「平成20年度地方公営企業決算の概況」より筆者作成）

なってしまったことが推測される。

2008（平成20）年度における不良債務は、前年度（1,186億円）より611億円減少の575億円であり、医業収益に対する不良債務の比率は前年度（3.4%）より1.7%減少の1.7%となっている（図2-8）。

不良債務とは、決算日現在において、流動負債の額が流動資産の額（翌年度へ繰り越される支出の財源充当額を差し引いた額）を超える額である。不良債務が生じているからといって即経営が危ないということではないが、地方公営企業の経営上、その解消が優先される。必要な建設投資資金を確保するためにも、不良債務の発生を防ぎ、経営の健全化に努めることが必要である。

2008（平成20）年度の自治体病院において不良債務を有する事業数は96事業であり、前年度の114事業に比べ18事業の減少となった。2005（平成17）年度以降の増加傾向からやっと改善が見られた。不良債務を有する事業は、公立病院改革ガイドライン（78ページ参照）に示された、経営の効率化、再編・ネットワーク化、経営形態の見直しの3つの視点に立った改革に積極的に取り組むことが必要であり、安定的、自立的な経営の下、良質な医療を継続して提供できる体制を構築することが求められる。

不良債務増加の主な要因としては、医師不足により診療体制が縮小されることや、相次ぐ診療報酬のマイナス改定による収入の減少などでの損益収支の悪化などが考えられる。

第2章 形態別の状況

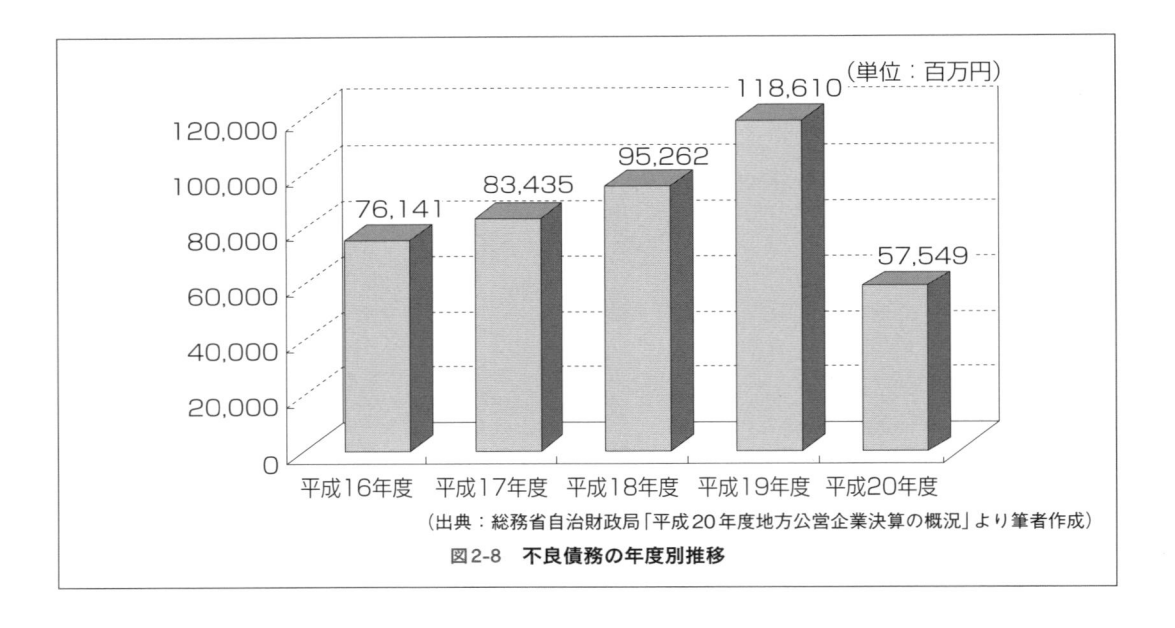

図2-8 不良債務の年度別推移
（単位：百万円）

平成16年度	76,141
平成17年度	83,435
平成18年度	95,262
平成19年度	118,610
平成20年度	57,549

（出典：総務省自治財政局「平成20年度地方公営企業決算の概況」より筆者作成）

≪経営主体別の経営状況≫

　前述の経常損失を生じた事業の割合について、経営主体別に見ると、2008（平成20）年度の都道府県立は前年度比6.1％減少の83.0％であり、指定都市立は前年度比11.8％増加の82.4％、市立は前年度比3.4％の減少の75.5％となっている（表2-16）。町村立は前年度比3.9％の減少の59.5％（前年度63.4％）、組合立は前年度比2.3％増加の82.5％（前年度80.2％）となっており、すべての経営主体において、依然として高い割合を示している。

表2-16　経営主体別の損益収支の状況

（単位：百万円、％）

項目＼経営主体	都道府県	指定都市	市	町村	組合	計
総収益	1,195,650	398,259	1,754,921	218,424	422,900	3,990,054
経常収益	1,192,865	387,203	1,741,881	216,670	421,081	3,959,700
医業収益	982,722	335,047	1,573,287	183,088	372,260	3,446,405
うち　うち料金収入	916,965	312,648	1,476,313	167,004	347,227	3,220,157
国庫（県）補助金	3,576	960	7,566	879	3,329	16,311
他会計繰入金	230,848	59,327	173,449	34,867	45,171	543,661
特別利益	2,695	11,055	13,031	1,754	1,819	30,354
総費用	1,238,357	405,827	1,855,672	227,481	444,379	4,171,717
経常費用	1,231,436	403,951	1,840,219	226,727	441,854	4,144,188
医業費用	1,162,864	384,232	1,738,854	213,493	412,469	3,911,912
うち　職員給与費	604,122	163,289	837,633	109,960	203,222	1,918,225
減価償却費	81,275	29,118	121,411	14,222	31,347	277,374
支払利息	31,766	12,074	42,910	6,019	11,301	104,069
特別損失	6,921	1,876	15,452	754	2,525	27,529

自治体病院の状況 ❷

経常損益			△38,571	△16,748	△98,339	△10,057	△20,773	△184,488
	経常利益	事業別	2,725 (8)	315 (3)	7,167 (81)	1,752 (77)	1,974 (14)	13,933 (183)
		病院別	11,901 [62]	2,046 [14]	8,202 [102]	1,752 [73]	2,253 [20]	26,154 [271]
	経常損失	事業別	41,296 (39)	17,063 (14)	105,505 (249)	11,810 (113)	22,747 (66)	198,421 (481)
		病院別	50,472 [134]	18,794 [29]	106,541 [295]	11,810 [120]	23,026 [83]	210,642 [661]
特別損益			△4,227	9,179	△2,421	1,000	△706	2,825
純損益			△42,797	△7,569	△100,760	△9,057	△21,479	△181,662
	純利益	事業別	3,575 (9)	10,053 (6)	7,796 (83)	2,100 (81)	2,389 (15)	25,913 (194)
		病院別	11,813 [62]	12,384 [12]	8,697 [106]	2,100 [81]	2,774 [21]	37,767 [282]
	純損失	事業別	46,373 (38)	17,621 (11)	108,556 (247)	11,158 (109)	23,868 (65)	207,575 (470)
		病院別	54,610 [134]	19,953 [31]	109,457 [291]	11,158 [112]	24,253 [82]	219,430 [650]
累積欠損金			683,956 (44)	248,649 (16)	907,397 (285)	123,344 (147)	173,453 (70)	2,136,798 (562)
不良債務			3,649 (3)	9,958 (5)	31,390 (60)	4,028 (20)	8,524 (8)	57,549 (96)
総事業数			47	17	330	190	81	665
	うち建設中						1	1
総病院数			198	43	398	193	104	936
	うち建設中		2		1		1	4
総事業数・病院数(建設中を除く)に対する割合	経常損失を生じた事業数		83.0	82.4	75.5	59.5	82.5	72.4
	経常損失を生じた病院数		68.4	67.4	74.3	62.2	80.6	70.9
	純損失を生じた事業数		80.9	64.7	74.8	57.4	81.3	70.8
	純損失を生じた病院数		68.4	72.1	73.3	58.0	79.6	69.7
	累積欠損金を有する事業数		93.6	94.1	86.4	77.4	87.5	84.6
	不良債務を有する事業数		6.4	29.4	18.2	10.5	10.0	14.5
医業収益に対する割合	経常損失比率		4.2	5.1	6.7	6.5	6.1	5.8
	累積欠損比率		69.6	74.2	57.7	67.4	46.6	62.0
	不良債務比率		0.4	3.0	2.0	2.2	2.3	1.7
総収支比率			96.5	98.1	94.6	96.0	95.2	95.6
経常収支比率			96.9	95.9	94.7	95.6	95.3	95.5
医業収支比率			84.5	87.2	90.5	85.8	90.3	88.1
職員給与費対医業収益比率			61.5	48.7	53.2	60.1	54.6	55.7
医業費用に占める職員給与費の割合			52.0	42.5	48.2	51.1	49.3	49.0
他会計繰入金対医業収益比率			23.5	17.7	11.0	19.0	12.1	15.8
1床当たり繰入金(千円)			3,643	3,359	1,720	2,044	1,831	2,432

(出典:総務省自治財政局「平成20年度地方公営企業決算の概況」)

第2章　形態別の状況

≪他会計繰入金≫

　2008(平成20)年度の他会計からの繰入金は、前年度の6,961億円に比べ548億円増加の7,509億円(前年度比7.9％増)であり、このうち収益的収入分は、前年度に比べ378億円増の5,668億円(前年比7.1％増)である(表2-17)。その主な項目は、救急救命医療、精神科医療、リハビリテーション医療などの不採算医療及び周産期医療などの高度・特殊医療に対する繰入金であった。また、資本的収入分は前年度に比べ170億円増加の1,841億円(前年比10.2％増)であり、その主な項目は、建設改良のための企業債償還金及び企業債を充当しない建設改良費に対する繰入金であった。繰入金額(収益的収入繰入額と資本的収入繰入額)の年度別推移は図2-9のとおりである。

　2008(平成20)年度の1床当たりの他会計繰入金は、前年度(3,059千円)に比べ299

表2-17　他会計からの繰入状況の年度別推移

(単位：百万円、％)

項目		平成16年度		平成17年度		平成18年度		平成19年度		平成20年度	
		金額	対前年度伸び率	金額	対前年度伸び率	金額	対前年度伸び率	金額	対前年度伸び率	金額	対前年度伸び率
他会計からの繰入金	収益的収入＝(a)	536,988	－2.5	524,603	－2.3	525,391	0.2	529,028	0.7	566,790	7.1
	負担金	450,733	－3.6	443,231	－1.7	438,296	－1.1	440,648	0.5	452,548	2.7
	補助金	72,726	－6.5	73,424	1.0	71,709	－2.3	81,039	13.0	91,113	12.4
	特別利益	13,529	134.3	7,949	－41.2	15,385	93.5	7,341	－52.3	23,129	215.1
	資本的収入＝(b)	168,867	－6.7	177,016	4.8	178,683	0.9	167,070	－6.5	184,068	10.2
	出資金	69,268	0.4	72,591	4.8	69,325	－4.5	71,608	3.3	79,768	11.4
	負担金	77,368	3.9	78,389	1.3	71,247	－9.1	73,844	3.6	80,717	9.3
	借入金	19,571	－11.4	21,292	8.8	31,831	49.5	18,395	－42.2	18,474	0.4
	補助金	2,639	－82.9	4,745	79.8	6,280	32.3	3,224	－48.7	5,109	58.5
	計(a)＋(b)＝(c)	705,855	－3.6	701,619	－0.6	704,074	0.3	696,098	－1.1	750,858	7.9
収益的収入(d)		4,158,647	－0.9	4,154,431	－0.1	4,008,969	－3.5	4,027,200	0.5	3,990,054	－0.9
資本的収入(e)		499,633	1	492,253	0.3	457,944	－8	530,528	15.8	562,190	6.0
繰入金(％)	収益的収入に対する繰入金(a)/(d)		12.9		12.6		13.1		13.1		14.2
	資本的収入に対する繰入金(b)/(e)		34.4		36.0		39.0		31.5		32.7
	収益的収入に対する繰入金計(c)/(d)		17.0		16.9		17.6		17.3		18.8
1床当たり繰入金(千円)	収益的収入		2,250		2,230		2,279		2,325		2,535
	(うち特別利益)		(57)		(34)		(67)		(32)		(103)
	資本的収入		708		753		775		734		823
	計		2,958		2,983		3,054		3,059		3,358

(出典：総務省自治財政局「平成20年度地方公営企業決算の概況」)

自治体病院の状況 ❷

千円増加し、3,358千円（前年度比9.8％増）となっている（表2-17）。

2008（平成20）年度の収益的収入への繰入金の収益的収入に占める割合は14.2％（前年度13.1％）となっており、これを経営主体別に見ると、都道府県立19.4％、指定都市立17.4％、町村立16.6％、組合立11.0％、市立10.4％の順となっている（表2-18）。

また、資本的収入への繰入金1,841億円（前年度1,671億円）は、資本的収入に対し32.7％（前年度31.5％）の割合となっている。

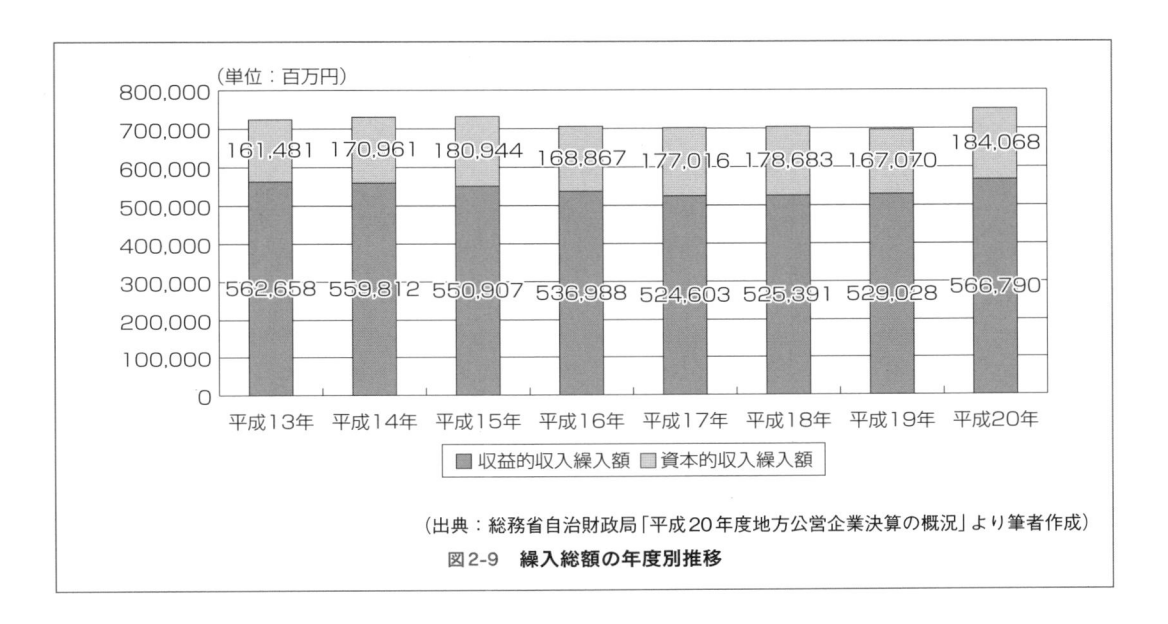

（単位：百万円）

年度	収益的収入繰入額	資本的収入繰入額
平成13年	562,658	161,481
平成14年	559,812	170,961
平成15年	550,907	180,944
平成16年	536,998	168,867
平成17年	524,603	177,016
平成18年	525,391	178,683
平成19年	529,028	167,070
平成20年	566,790	184,068

（出典：総務省自治財政局「平成20年度地方公営企業決算の概況」より筆者作成）

図2-9　繰入総額の年度別推移

この他会計繰入金について、経営主体別に見ると、1床当たりの繰入額が最も大きいのは都道府県立の477万4,000円、次いで、指定都市立458万7,000円、組合立269万5,000円、町村立268万1,000円、市立254万9,000円の順となっている。

第2章 形態別の状況

表2-18 経営主体別の他会計からの繰入状況（平成20年度）

（単位：百万円、%）

項目		経営主体	都道府県	指定都市	市	町村	組合	計
他会計からの繰入金		収益的収入=(a)	232,169	69,455	182,411	36,245	46,481	566,790
		負担金	203,009	50,417	132,472	29,450	37,200	452,548
		補助金	27,839	8,910	40,977	5,417	7,971	91,113
		特別利益	1,321	10,128	8,992	1,378	1,310	23,129
		資本的収入=(b)	68,424	11,558	74,593	9,492	20,001	184,068
		出資金	10,690	8,271	43,733	5,488	11,585	79,768
		負担金	42,815	3,287	23,995	2,986	7,635	80,717
		借入金	14,103	—	3,696	675	—	18,474
		補助金	816	—	3,170	342	782	5,109
		計(a)+(b)=(c)	300,593	81,013	257,034	45,736	66,482	750,858
収益的収入(d)			1,195,560	398,259	1,754,912	218,424	422,900	3,990,054
資本的収入(e)			195,690	58,619	230,929	27,548	49,405	562,190
繰入金(%)		収益的収入に対する繰入金(a)/(d)	19.4	17.4	10.4	16.6	11.0	14.2
		資本的収入に対する繰入金(b)/(e)	35.0	19.7	32.3	34.5	40.5	32.7
		収益的収入に対する繰入金計(c)/(d)	25.1	20.3	14.6	20.9	15.7	18.8
繰入金(千円)	1床当たり	収益的収入	3,664	3,933	1,810	2,125	1,884	2,535
		(うち特別利益)	(21)	(573)	(89)	(81)	(53)	(103)
		資本的収入	1,080	654	740	556	811	823
		計	4,774	4,587	2,549	2,681	2,695	3,358

（出典：総務省自治財政局「平成20年度地方公営企業決算の概況」）

　2008（平成20）年度における地方公営企業への他会計繰入金の総額は3兆4,249億円となっており、前年度に比べて819億円増加している。他会計繰入金を事業別に見てみると、

病院事業の繰入額は、前年度と同じく下水道事業に次いで2番目に多く措置されており、3番目以降は水道事業、交通事業の順となっている（表2-19）。

表2-19　地方公営企業への他会計繰入金の状況

(単位：百万円)

区分年度 事業	収益的収入への繰入金			資本的収入への繰入金			合計		
	平成19年 (A)	平成20年 (B)	増減額 (B)-(A) =(C)	平成19年 (D)	平成20年 (E)	増減額 (E)-(D) =(F)	平成19年 (G)	平成20年 (H)	増減額 (H)-(G) =(I)
水道(含簡水)	95,190	88,036	△7,154	156,563	160,799	4,236	251,753	248,835	△2,918
工業用水道	4,446	3,744	△702	16,832	21,502	4,670	21,277	25,246	3,969
交通	85,480	83,774	△1,706	96,265	156,233	59,968	181,745	240,007	58,262
電気	452	160	△292	118	67	△51	570	227	△343
ガス	315	315	0	822	1,024	202	1,137	1,340	203
病院	529,028	566,790	37,762	167,070	184,068	16,998	696,098	750,858	54,760
下水道	1,319,339	1,317,280	△2,059	613,687	568,752	△44,935	1,933,027	1,886,032	△46,994
その他	91,066	97,025	5,959	166,325	175,367	9,042	257,392	272,393	15,001
合計	2,125,317	2,157,125	31,808	1,217,682	1,267,813	50,131	3,342,998	3,424,938	81,939

（出典：総務省自治財政局「平成20年度地方公営企業決算の概況」）

繰入金は決算附属書類の「収益費用明細書」のその他医業収益、他会計補助金、補助金[注1]、負担金[注2]交付金の欄及び「資本的収支明細書」の一般会計出資金[注3]、国庫補助金、県費補助金の欄に記載されており、これらの額を合計すると繰入金の総額がわかる。

≪収益費用明細書≫　　　　繰入金

医業収益 医業外収益	その他医業収益 他会計補助金 補助金 負担金交付金	一般会計負担金 一般会計補助金 国庫補助金、県費補助金 一般会計負担金、他会計負担金	開設自治体からの繰入 開設自治体からの繰入 開設自治体からの繰入

注1）補助金：補助金は、地方公営企業法第17条の3（補助の基本原則）に定める経費としての一般会計繰出金であり、災害の復旧その他特別な理由により必要とする経費（任意の特別補助）である。
注2）負担金：負担金は、経費の負担の原則を定める地方公営企業法第17条の2第1項に規定する1号経費及び2号経費としての一般会計繰出金であり、主に行政的医療にかかわる経費であり、開設自治体は（法的根拠に基づき）負担義務がある。
注3）出資金：出資金は、地方公営企業法第18条で一般会計または他の特別会計から自治体病院の特別会計に出資することができる任意出資に基づく繰入金であり、償還の必要のない自己資本である。経営基盤の強化や財政の弾力性の確保につながる。

≪資本的収支明細書≫

資本的収入	一般会計出資金 国庫補助金 県費補助金	繰入金 一般会計出資金 国庫補助金 県費補助金

（繰入金欄）——開設自治体からの繰入

①自治体病院の収入確保先

　通常、民間病院は、総収入のほとんどを医療行為に伴う収益が占めている。これに対し、自治体病院は、医療行為に伴う収益以外に、自治体からの繰入金（他会計繰入金）がある。

　全国の自治体病院全体の2006（平成18）年度実績によると、医療行為に伴う収益の総収入に対する割合は約86.9%であり、自治体からの繰出金の総収入に対する割合は約13.1%となっている。

　自治体病院の経営原則である地方公営企業法第3条では、「常に企業の経済性を発揮するとともに、その本来の目的である公共の福祉を増進するように運営されなければならない」としている。これは、「効率性」を追求する独立採算制とは異なり、自治体病院の経済性と公共性の調和を意味するものである。

　自治体病院の医療活動に関しては、もともと採算をとることが困難なものであっても公共的な見地から採算を度外視して行うことを求められるような場合が数多く見られる。自治体病院における受益者負担の原則になじまない経費に関しては、当該自治体の一般会計または他の特別会計から負担するものとしている。これにより、各自治体では「経費の負担区分」に基づき、自治体病院への繰出金を拠出している。

　地方公共団体が行う病院事業に要する経費については、地方公営企業法の規定により、たとえば集団検診、医療相談などの保健衛生に関する行政として行うべき事務に要する経費など、「その性質上当該地方公営企業の経営に伴う収入をもって充てることが適当でない経費」や、へき地医療、高度・特殊医療に要する経費など、「その性質上効率的な経営を行ってもなおその経営に伴う収入のみをもって充てることが客観的に困難であると認められる経費」は、各地方公共団体の一般会計などが負担することとされている。こうした一般会計などからの繰出しに必要な経費については、国において、毎年度の地方公共団体の普通会計全体の収支見込みを示す「地方財政計画」に計上し、総務省がその内容をいわゆる「繰出基準」として地方公共団体に示すとともに、その一部について「地方交付税」措置を講じている。

　地方交付税は、国税5税（所得税、法人税、酒税、消費税、たばこ税）の一定割合を原資としており、地方公共団体間の財源の不均衡を調整し、どの地域に住む国民にも一定の行政サービスを提供できるよう財源を保障するためのもので、地方税に代わる地方の固有財源としての性格を有することから、使途を限定しない一般財源として交付されている。

自治体病院の状況 ❷

≪繰出金の仕組み≫

地方公営企業法の負担区分の規定を具体化するために、国では以下の２つの仕組みを採用している。

ⅰ）総務省による「自治体病院への繰出基準」の通知
ⅱ）「繰出基準」をもとに開設自治体に対し、その一部を交付税で措置（普通交付税及び特別交付税）

②総務省による「自治体病院への繰出基準」の通知

総務省では、毎年度、社会経済情勢の推移や地方公営企業の現状に鑑み、地方公営企業法などに定める経営に関する基本原則を堅持しながら、地方公営企業の経営の健全化を促進し、その経営基盤を強化するため、地方財政計画において公営企業繰出金を計上することとしている。

病院事業における繰出金の区分と地方財政措置について表２-20に示す。

表2-20　病院事業における繰出金の区分と地方財政措置

根拠法条項	項目例	経理の区分及び項目（標準例）		地財計画計上額	地方交付税	
					普通	特別
地方公営企業法第17条の2第1項第1号	救急医療	医業収益他会計負担金	損益	791		○
	保健衛生行政事務			173	○	
	看護師養成所			38	△	
地方公営企業法第17条の2第1項第2号	へき地医療	医業外収益他会計負担金	損益	116		○
	不採算地区病院			361		○
	結核病院			101		○
	精神科病院			414		○
	リハビリテーション医療			176	○	○
	周産期部門運営費			64		○
	小児医療			179		○
	附属診療所			50	△	
	高度医療機器など			524	○	
	支払利息分			706	◎○	
	元金償還分	資本金又は剰余金	資本	1,650	◎○	
	建設改良費			323	○	
地方公営企業法第17条の3	研究研修費・経営研修費	医業外収益他会計補助金	損益	138	○	
	児童手当			＊（72）		○
	院内保育所			19		○
	共済追加費用負担経費			166		○
	自治体病院再編など経費			83		○
	第五次健全化（不良債務解消のための繰出し）	特別利益他会計繰入金		6		○
				計　6,078億円		

※　＊印の児童手当については地方公営企業全体の計上であり6,078億円には含まず。
※　普通交付税の◎は事業費に応じた算定、看護師養成所実生徒数・診療所数に応じた算定。

（出典：総務省「公立病院に関する財政措置について」）

「繰出基準」をもとに開設自治体に対し、その一部を地方交付税（普通交付税及び特別交付税）で措置している。

≪地方交付税制度の目的≫

市町村の財政の中で大きな位置を占め、いわば命綱ともなっているのが「地方交付税」である。

本来、地方公共団体の財源は自ら徴収する地方税など自主財源をもって賄うことが理想であるが、現実には税源などは地域的に偏在しているため、これを調整し地方税収の少ない団体にも一般財源（使途が特定されず、どのような経費にも使用することができる財源）を保障するための仕組みが必要となる。このような趣旨から設けられたのが地方交付税制度である。

地方交付税法第1条では、地方交付税について、「地方団体の自主性を損なわずにその財源の均衡化を図り、交付の基準の設定を通じ、地方行政の計画的な運営を保障することにより、地方自治の本旨の実現に資するとともに、地方団体の独立性を強化すること」であるとしている。

また、総務省では、
ⅰ）　財源の均衡化を図り＝財源調整機能
ⅱ）　交付の基準の設定を通じ＝交付基準の客観性
ⅲ）　計画的な運営を保障する＝財源保障機能
ⅳ）　地方団体の独立性を強化＝自立性保持機能
——を宣言し、さらに財源の保障について、以下のように説明している。

◎財源の保障（財源保障機能）
・マクロ…地方交付税[注4]の総額が国税5税の一定割合として法定されることにより、地方財源は総額として保障されている。
・ミクロ…基準財政需要額、基準財政収入額という基準の設定を通じて、どの地方団体に対しても行政の計画的な運営が可能となるように、必要な財源を確保する。

地方交付税の使途は地方団体の自主的な判断に任されており、国がその使途を制限したり、条件を付けたりすることは禁じられている。

この点で、地方交付税は国庫補助金と根本的に異なる性格を有しており、地方税と並んで、憲法で保障された地方自治の理念を実現していくための重要な一般財源である。

国と地方は協力して公経済を担っている。歳出面での国と地方の支出割合（統計）は約2：3となっており、地方の役割が相対的に大きい。これに対し、租税収入全体の中にお

注4）　地方交付税の総額：所得税・酒税の32％、法人税の34％（2007〈平成19〉年度から）、消費税の29.5％（1997〈平成9〉年度から）、たばこ税の25％

自治体病院の状況 ❷

ける国税と地方税の比率は約3：2となっており、地方に配分されている税収は相対的に小さい。

　地方交付税は、国と地方の財源配分の一環として、こうしたギャップを補完する機能を果たしている。地方交付税には、財源不足団体に対し交付される「普通交付税（交付税総額の94％）」と、普通交付税で捕捉されない特別の財政需要に対し交付される「特別交付税（交付税総額の6％）」がある。

≪普通交付税の仕組み≫

　普通交付税額の決定方法
　　◆各団体ごとの普通交付税額＝（基準財政需要額－基準財政収入額）＝財源不足額
　　◆基準財政需要額＝単位費用（決定）×測定単位（国調人口など）×補正係数（寒冷補正など）
　　◆基準財政収入額＝標準的税収入見込額×基準税率（75％）

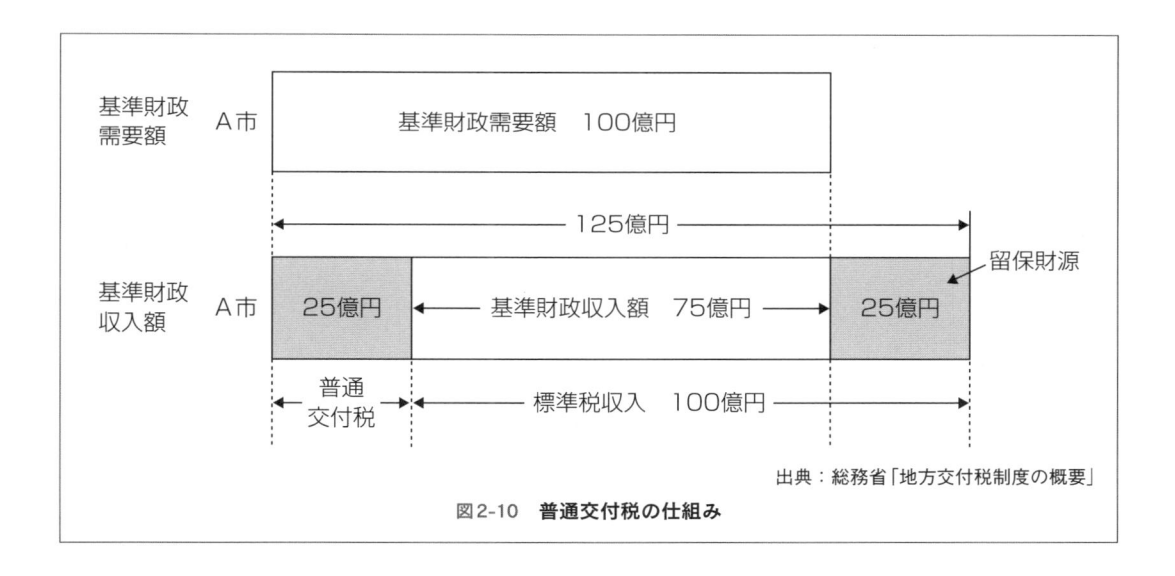

図2-10　普通交付税の仕組み

出典：総務省「地方交付税制度の概要」

③病院事業などにかかわる地方交付税措置

　前述のように地方交付税には、各団体の標準的な財政需要に対する財源不足額に応じて交付される「普通交付税」と、普通交付税で捕捉されない特殊・緊急の財政需要などに対し交付される「特別交付税」がある。病院事業については建設改良費やその元利償還金、保健衛生行政事務費など、ほとんどの病院で共通する性格のものについては普通交付税により、また、過疎地に立地する不採算地区病院、周産期医療・小児医療や救急医療などの特殊医療など、不採算部門に関する経費で地域や病院により偏在するものについては特別交付税により措置されており、2007（平成19）年度には、病院事業などにかかわる普通交

付税（市町村分）は以下のように措置されている。表2-21は、2000（平成12）年から2007（平成19）年における普通交付税措置単価の推移（市町村分）を示したものである。

表2-21　普通交付税措置単価の推移（市町村分）

（単位：千円）

	平成12年度	平成13年度	平成14年度	平成15年度	平成16年度	平成17年度	平成18年度	平成19年度
病院（病床1床当たり）	657	592	544	506	507	519	489	495
診療所（1診療所当たり）	7,100	7,100	7,100	7,100	7,100	7,100	7,100	7,100
看護師養成所（実生徒1人当たり）	695	721	737	749	769	798	753	777

※建設改良費及び企業債元利償還金のうち、平成14年度以前：投資分の2/3。平成15年度以降：投資分の1/2。
（出典：総務省「地方公営企業年鑑」より筆者作成）

3　病院事業などにかかわる地方交付税措置（主なもの）

普通交付税（市町村分　2007〈平成19〉年度）
・病床1床当たり495千円×病床数
・建設改良費にかかわる元利償還金×1/2×0.45
　※診療所1カ所当たり7,100千円
　　看護師養成所実生徒1人当たり777千円

2003（平成15）年度の自治体病院への繰出基準において、建設改良債の元利償還金への繰出率が2/3から1/2に削減された。それと表裏をなす形で、自治体への交付税額が削減されている。繰出基準の改善と、それに見合う各自治体への交付税措置の充実が必要である。

特別交付税
・病床数に下表の額を乗じて得た額

病院（床）区分	病床1床当たり金額
不採算地区病院（過疎地など）	680千円
リハビリテーション専門病院	445千円
精神病床	445千円
結核病床	445千円
周産期医療病床	2,438千円
小児医療病床	958千円

（出典：総務省「病院事業等に係る地方交付税措置（市町村分・平成20年度）」）

・救命救急センター1床当たり2,980千円×病床数
　（ただし、上限89,394千円）

・救急告示病院

病院（床）区分	病床1床当たり金額
Aランク	44,200千円
Bランク	25,300千円
B'ランク	20,900千円
Cランク	17,300千円
小児救急医療提供病院	5,460千円

（出典：総務省「病院事業等に係る地方交付税措置（市町村分・平成20年度）」）

・へき地医療
　　①巡回診療車、患者輸送車などを備えて行う巡回診療経費
　　②へき地診療所の応援・代診医師の派遣要請経費　　など

　2008（平成20）年度、病院事業などにかかわる普通交付税（市町村分）は病院病床1床当たり482千円、1診療所当たり7,100千円、看護師養成所実生徒1人当たり627千円が措置されている（表2-22）。
　また特別交付税としては、過疎地などの不採算地区病院は病床1床当たり680千円、リハビリテーション専門病院、精神病床、結核病床は各1床当たり445千円、周産期医療病床は1床当たり2,438千円、小児医療病床は1床当たり958千円の措置とされている。

第 2 章　形態別の状況

表2-22　普通交付税・特別交付税措置単価の推移（市町村分）

（単位：千円）

		2004年度	2005年度	2006年度	2007年度	2008年度
普通交付税	病院（病床1床当たり）	507	519	489	495	482
	診療所（1診療所当たり）	7,100	7,100	7,100	7,100	7,100
	看護師養成所（実生徒1人当たり）	769	798	753	777	627
	病院（床）区分　不採算地区病院	636	544	680	680	680
	リハビリテーション専門病院	473	405	445	445	445
	精神病床	473	405	445	445	445
	結核病床	473	405	445	445	445
	周産期医療病床	2,197	2,120	2,438	2,438	2,438
	小児医療病床	863	833	958	958	958
	救急告示病院　Aランク	41,000	37,600	44,200	44,200	44,200
	Bランク	23,500	21,500	25,300	25,300	25,300
	B'ランク	19,400	17,800	20,900	20,900	20,900
	Cランク	16,000	14,700	17,300	17,300	17,300
	小児救急医療提供病院	5,000	4,750	5,460	5,460	5,460
	救命救急センター1床当たり	1,737	1,703	2,384	2,384	2,980
	救命救急センター上限	48,300	47,400	66,400	66,400	89,394

（出典：総務省「病院事業等に係る地方交付税措置（市町村分）」2004～08年度公表資料より筆者作成）

　繰入総額に対する交付税措置総額の割合については、毎年48％前後で推移しているが、残り52％は開設自治体の財源から賄われている状況が続いている（表2-23）。しかし現在、開設自治体の財源が厳しさを増すなか、今後は各自治体からの繰入が危ぶまれてきている。
　このような、地域医療を担う自治体病院は、今後も不採算分野を含めて良質の公的医療を継続的に提供していくために、厳しい財政状況のもとで経営効率化を図り繰入金による完全黒字化をめざすべきであり、さらに地域における自らの役割を明確にして、他の医療機関と役割を分担して相互に連携し、地域医療の確保と病院経営の健全化を両立させることが最も重要となる。

4　自治体病院と財政健全化法

　自治体病院をめぐる新たな動きとして、地方自治体の財政破綻を早い段階で防止するこ

表2-23 繰入総額と交付税措置総額の推移

(単位：百万円)

	2004年度	2005年度	2006年度	2007年度	2008年度
収益的収入繰入額	536,989	524,603	525,391	529,028	556,790
資本的収入繰入額	168,867	177,016	178,683	167,070	184,068
繰入合計額　（A）	705,855	701,619	704,074	696,098	750,858
普通交付税措置額	262,600	266,800	257,300	263,700	296,300
特別交付税措置額	67,900	63,500	70,700	70,400	70,900
自治体病院交付税総額　（B）	330,500	330,300	328,000	334,100	367,200
繰入金に占める交付税の割合（B/A×100）	46.8%	47.1%	46.6%	48.0%	48.9

（出典：総務省「平成20年度地方公営企業決算の概要」平成21年10月20日報道資料、「病院事業などに係る地方交付税措置（市町村分）」2004～08年度公表資料より筆者作成）

とを目的に「地方公共団体の財政の健全化に関する法律（財政健全化法）」が2007（平成19）年6月に公布された。

　財政健全化法は現行の財政再建団体制度を抜本改正し、自治体財政の健全度を示す指標の公表制度導入などを規定している。これは、総務省の地方分権21世紀ビジョン懇談会（2006〈平成18〉年7月3日）において提示された「再生型破綻法制度」の考え方を踏まえて開催された「新しい地方財政再生制度研究会」で、同年12月8日に提出された最終報告書が原案となっている。

　従来の財政再建法制では、地方公共団体の普通会計（地方公共団体本体の会計）において赤字額が標準財政規模[注5]の20％を超えるといきなり財政再建団体となり、注意喚起の段階がなかった。また、特別会計や企業会計にいくら累積赤字があっても財政再建団体とならず、地方公共団体全体の姿を反映したものではなかった。

　これに対し財政健全化法は、これまでの自治体財政と公営企業経営がそれぞれ別個に扱われる財政再建制度（地方財政再建促進特別措置法や地方公営企業法）による並列的な制度構造を抜本的に改め、自治体と公営企業とを統一的に再建・再生する新たな制度である。

　この制度のもとで各地方公共団体は、健全化判断比率により「早期健全化」と「財政再生」の2段階で財政悪化をチェックするとともに、特別会計や企業会計も併せた連結決算により地方公共団体全体の財政状況をより明らかにでき、地方公共団体では2007（平成19）年度決算から財政健全化にかかる各指標の公表が義務付けられた。また、2008（平成20）

注5）　地方自治体の一般財源の標準的大きさを示す指標で、実質収支比率、実質公債費比率、連結実質赤字比率、将来負担比率、経常収支比率などの基本的な財政指標や財政健全化指標の分母となる重要な数値である。その大きさは、「標準税収入額＋普通地方交付税額＋地方譲与税」で求められる。言い換えれば、標準的に収入し得る「経常一般財源」の大きさである。

年度決算からは早期健全化基準を超え、早期健全化段階や財政再生段階になった場合には、それぞれのスキーム（枠組み）に従って早期健全化計画あるいは財政再生計画を策定し、財政健全化を図ることとなった（表２-24）。

　従来の再建法では、赤字額が一定比率を超えた自治体を財政再建団体に指定するというレッドカードだけの１段階の制度であったのに対して、財政健全化法は、実質赤字比率、連結実質赤字比率、実質公債費比率、将来負担比率の４つの指標が一定基準を超える場合において、財政健全化団体及び財政再生団体に指定するという制度である。つまり、イエローカードとレッドカードの２段階で財政状況をチェックし、早期の財政再建を図るという制度である。

　財政健全化法の注目すべき特徴としては、監査委員による審査や、公表が義務付けられる「連結実質赤字比率」や「将来負担比率」といった比率が自治体単体の公営企業の経営状態を含めた算定指標となっているということが挙げられる。

　財政健全化法の自治体財政に関する部分は第１章から第３章である。そこには、地方公共団体の各種指標の公表義務などが規定されており、早期健全化基準を上回れば総務大臣や都道府県知事による関与や地方債発行の制限が行われることになっている。国による自治体の財政への関与や起債の制限が行われれば、自治体は財政運営における相当な部分の裁量権を失うことになるので、首長自らが連結指標の改善のために公営企業などの経営に対する意識を強めることになるであろう。

　また、財政健全化法第４章「公営企業の経営の健全化」の第22条から第24条において、以下のような公営企業に関する条文が設けられている。

第４章　公営企業の経営の健全化

（資金不足比率の公表など）

第22条　公営企業を経営する地方公共団体の長は、毎年度、当該公営企業の前年度の決算の提出を受けた後、速やかに、資金不足比率及びその算定の基礎となる事項を記載した書類を監査委員の審査に付し、その意見を付けて当該資金不足比率を議会に報告し、かつ、当該資金不足比率を公表しなければならない。

２　前項に規定する「資金不足比率」とは、公営企業ごとに、政令で定めるところにより算定した当該年度の前年度の資金の不足額を政令で定めるところにより算定した当該年度の前年度の事業の規模で除して得た数値をいう。

３　第３条第２項から第７項までの規定は、資金不足比率について準用する。

　この条項では、損益計算書上の損失ではなく、資金の動きに焦点を絞っており、現金のストックという、より実質的な評価方法となっていることに着目する必要がある。

　この点に関する事例として、旧夕張市立総合病院では、経営破綻状態が明るみに出る以前の数年間、決算資料上は繰出金が計上されているのに、実際の現金の繰出しは存在して

いなかった。病院における繰出金の歳入調定を行ったため、損益計算書上は繰出しがあったが、貸借対照表上に現れる実際の現金の増加がなかったのである。これは、年度当初に調定を行い実際に病院に繰出す予定であったものが、年度途中において夕張市の財政状況が苦しくなったために繰出しが難しくなったのではないか、ということである。

　財政健全化法の基本的な姿勢は、公営企業に対する自治体の主導権の再確認にある。地方分権という大きな流れの中で、自治体独自の裁量権は増えたが、自治体から公営企業への再分権は想定されておらず、逆に、自治体が自ら所有する公営企業への管理は強化すべきであるという方針がうかがわれる。

　しかし、ここで注意したいのが、現在の自治体病院改革の流れの1つに、地方公営企業法の全部適用のように、病院経営に関する権限を自治体から病院へ移す、というトレンドが存在することである。つまり、財政健全化法と現場の流れがまったく逆であるかのような印象を受けるため、その内容の詳しい認識と理解が必要であろう。

表2-24　従来の仕組みとの違い

	従来の財政再建法	財政健全化法
再建の仕組み	いきなり財政再建団体となり、その前に健全化を図る段階がない。	財政再生団体の前に、早期健全化団体の段階が設けられた。
財政の悪化をはかる対象	地方公共団体の本体だけが対象で、公営企業（下水道・病院など）・一部事務組合・第三セクターなどの経営状況は考慮されない。	地方公共団体の本体に公営企業・一部事務組合・第三セクターなども加えて判断するようになった。
財政の悪化をはかる方法	単年度の現金収支（フロー）のみ。	単年度の現金収支（フロー）に加えて、過去からの累積（ストック）に基づく基準ができた。
公営企業の経営について	規定はなかった。	経営の健全化を促す基準ができた。

（筆者作成）

5　健全化判断比率

　財政健全化法においては、地方公共団体（都道府県、市町村及び特別区）の財政状況を客観的に表し、財政の早期健全化や再生の必要性を判断するために、ⅰ）実質赤字比率、ⅱ）連結実質赤字比率、ⅲ）実質公債費比率、ⅳ）将来負担比率——の4つの財政指標を「健全化判断比率」として定めている。

　表2-25は健全化判断比率であり、図2-11は健全化判断比率などの対象を示したものである。

第2章　形態別の状況

表2-25　健全化判断比率（早期健全化基準・財政再生基準〈都道府県・市町村〉）

指　　標		早期健全化基準	財政再生基準
実質赤字比率	市町村	11.25〜15％	20％
	都道府県	3.75％	5％
連結実質赤字比率	市町村	16.25〜20％	30％
	都道府県	8.75％	15％
実質公債費比率	市町村	2.5％	30％
	都道府県	2.5％	35％
将来負担比率	市町村	350％	―
	都道府県	400％	―
資金不足比率（経営健全化基準）	市町村・都道府県	20％	―

（出典：総務省自治財政局財務調査課「地方公共団体財政健全化法について」平成20年6月4日）

（出典：総務省自治財政局財務調査課「地方公共団体財政健全化法について」平成20年6月4日）
図2-11　健全化判断比率などの対象

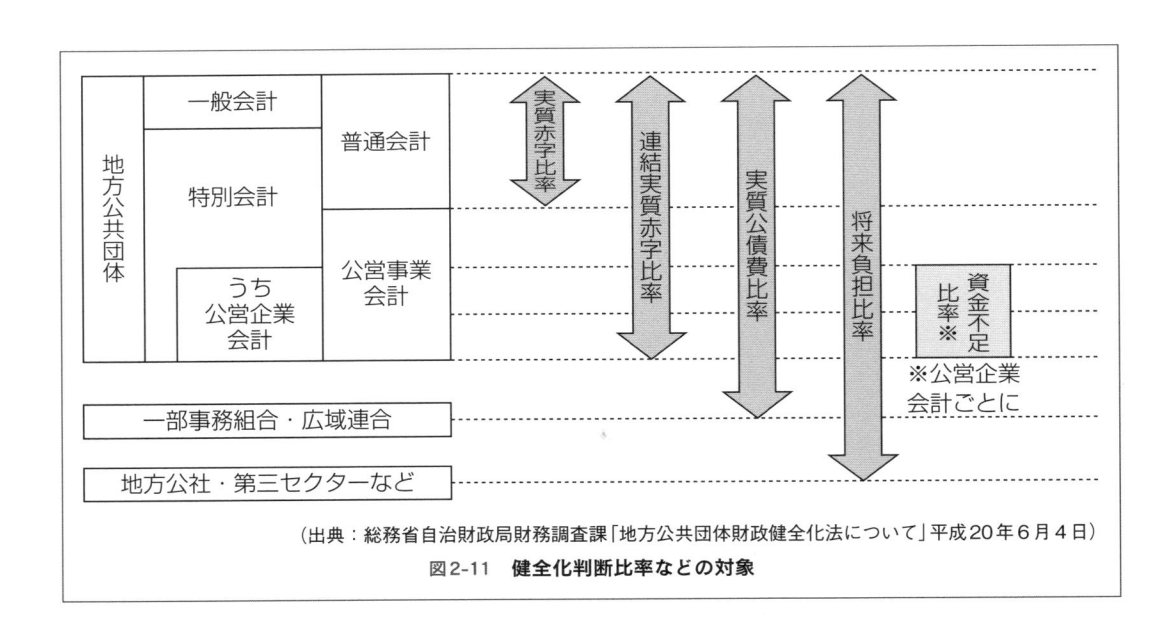

ⅰ) 実質赤字比率

　実質赤字比率は、福祉、教育、まちづくりなどを行う地方公共団体の一般会計などの実質的な赤字の程度を表す比率であり、以下のように算出される。

実質赤字比率	＝｛繰上充用額＋（支払繰延額＋事業繰越額）｝÷標準財政規模
繰上充用額	歳入不足のため、翌年度歳入を繰り上げて充用した額
支払繰延額	実質上歳入不足のため、支払いを繰り延べた額
事業繰越額	実質上歳入不足のため、事業を繰り越した額

ⅱ) 連結実質赤字比率

　連結実質赤字比率は、すべての会計の赤字・黒字を合算し、地方公共団体全体としての実質的な赤字の程度を表す比率であり、以下のように算出される。

連結実質赤字比率	＝｛(A＋B)－(C＋D)｝÷標準財政規模
A	一般会計及び公営企業会計（地方公営企業法適用・同法非適用）以外の特別会計のうち、実質赤字を生じた会計の実質赤字の合計額
B	公営企業の特別会計のうち、資金の不足額を生じた会計の資金の不足額の合計額
C	一般会計及び公営企業会計以外の特別会計のうち、実質黒字を生じた会計の実質黒字の合計額
D	公営企業の特別会計のうち、資金の剰余額を生じた会計の資金の剰余額の合計額

　この「連結実質赤字比率」によって、開設自治体は病院のキャッシュ・フローに注目するようになる。

ⅲ) 実質公債費比率

　実質公債費比率は、借入金返済額やこれに準じる額の支出の大きさを表す比率である。
　地方債協議制度への移行に伴い新たに導入された指標でもあり、毎年度経常的に収入とされる財源のうち、公債費や、公営企業債に対する繰出金などの公債費に準ずるものを含めた実質的な公債費相当額（普通交付税で措置されるものを除く）に充当されたものの占める割合をいう。
　実質公債費比率は、以下のように算出される。

実質公債費比率	＝〔｛(元利償還金＋準元利償還金)－(特定財源＋元利償還金・準元利償還金にかかわる基準財政需要額算入額)｝÷｛標準財政規模－元利償還金・準元利償還金にかかわる基準財政需要額算入額｝〕の3カ年平均
準元利償還金	満期一括償還地方債について、償還期間を30年とする元金均等年賦償還をした場合の1年当たり元金償還金相当額
	普通会計から普通会計以外の特別会計への繰出金のうち、公営企業債の償還に充てたと認められるもの
	一部事務組合などへの負担金・補助金のうち、組合などが起こした地方債の償還の財源に充てたと認められるもの
	債務負担行為に基づく支出のうち、公債費に準ずるもの

iv）将来負担比率

　将来負担比率は、当該地方公共団体の一般会計などが将来負担すべき実質的な負債（借入金残高や今後支払う可能性のある負担額）の大きさを表す比率であり、以下のように算出される。

将来負担比率	＝｛将来負担額－(充当可能基金金額＋特定財源見込額＋地方債現在高などにかかわる基準財政需要額算入見込額)｝÷｛標準財政規模－(元利償還金・準元利償還金にかかわる基準財政需要額算入額)｝
将来負担額	普通会計の地方債現在高
	債務負担行為に基づく支出予定額（地方財政法第5条各号の経費などにかかわるもの）
	普通会計以外の会計の地方債の元金償還に充てる普通会計からの繰入見込み額
	自治体が加入する一部事務組合などの地方債の元金償還に充てる自治体からの負担などの見込額
	退職手当支給予定額（全職員に対する期末要支給額）のうち、普通会計の負担見込額
	自治体が設立した一定の法人の負債の額、その法人のために債務を負担している場合の当該債務の額のうち、当該法人などの財務・経営状況を勘案した一般会計などの負担見込額
	連結実質赤字額
	一部事務組合などの連結実質赤字額のうち、普通会計の負担見込額

　これら4つの「健全化判断比率」のうち自治体病院に関係するのは、ⅱ）連結実質赤字比率と、ⅲ）実質公債費比率、ⅳ）将来負担比率――である。さらに、独立行政法人や指定管理者といった経営形態に切り替えると、関連してくる指標はⅳ）将来負担率のみとなる。
　したがって、自治体病院で多額の赤字を抱えている開設自治体においては、財政健全化法の影響軽減のため地方独立行政法人化、指定管理者制度導入、民間譲渡といった自治体本体からの切り離しを加速させることが予測される。

ⅴ）資金不足比率の公表

　公営企業[注6]を経営する地方公共団体（組合及び地方開発事業団を含む）は、毎年度、公営企業会計ごとに資金不足比率（資金の不足額の事業規模に対する比率）を監査委員の審

査に付したうえで議会に報告し、公表しなければならないとされている。さらに、資金不足比率が経営健全化基準以上となった場合には、経営健全化計画を定めなければならない。

　資金不足比率とは、公営企業の資金不足を、公営企業の事業規模である料金収入の規模と比較して指標化し、経営状態の悪化の度合いを示すものであり、以下のような算式により算出される。

　　　資金不足比率＝資金の不足額[注7]÷事業の規模[注8]

vi）健全化判断比率が早期健全化基準以上である団体

　総務省が2009（平成21）年10月2日に公表した「平成20年度決算に基づく健全化判断比率・資金不足比率の概要」によると、以下のようなことがわかる（表2-26、27）。

a）　実質赤字比率については、2団体が早期健全化基準以上[注9]（うち1団体が財政再生基準以上）であり、実質赤字額があるのは、市区町村で19団体[注10]である（うち病院事業を抱えている団体は1団体）。

b）　連結実質赤字比率については、2団体が早期健全化基準以上[注11]（うち1団体が財政再生基準以上）であり、連結実質赤字額があるのは、市区町村で39団体[注12]である（うち病院事業を抱えている団体は2団体）。

c）　実質公債費比率については、20団体が早期健全化基準以上[注13]（うち1団体が財政再生基準以上）で、20団体はすべて市区町村であり、都道府県の平均値は12.8％、市区町村は11.8％となっている（うち病院事業を抱えている団体は8団体）。

d）　将来負担比率については、3団体が早期健全化基準以上[注14]で、3団体はすべて市区町村であり、都道府県の平均値は219.3％、市区町村は100.9％となっている（うち病院事業を抱えている団体は3団体）。

　2007（平成19）年度の病院事業における資金不足比率が経営健全化基準（20％）以上である団体は、表2-28のとおりであった。

注6）　公営企業とは、地方公共団体が経営する企業であり、法適用企業と法非適用企業に分類される。
　　　法適用企業には、地方公営企業法の全部を適用することが法律で定められている上水道、工業用水道、軌道、鉄道、自動車運送、電気（水力発電など）、ガスの7事業、法律により財務規定などを適用するように定められている病院事業（以上、当然適用事業）、及び条例で地方公営企業法の全部または財務規定などを任意で適用する事業（任意適用事業）がある。
　　　法非適用事業には、下水道事業、宅地造成事業、観光施設事業など（それぞれ地方公営企業法を任意適用していないものに限る）がある。
注7）　資金の不足額（法適用企業）＝（流動負債＋建設改良費以外の経費の財源に充てるために起こした地方債の現在高－流動資産）－解消可能資金不足額
　　　資金の不足額（法非適用企業）＝（繰上充用額＋支払繰延額・事業繰越額＋建設改良費など以外の経費の財源に充てるために起こした地方債現在高）－解消可能資金不足額
注8）　事業の規模＝営業利益の額＝受託工事収益の額
注9）　2007（平成19）年度決算：2団体（うち1団体が財政再生基準以上）。
注10）　2007（平成19）年度決算：都道府県で1団体、市区町村で23団体。
注11）　2007（平成19）年度決算：11団体（うち2団体が財政再生基準以上）。
注12）　2007（平成19）年度決算：市区町村で71団体。
注13）　2007（平成19）年度決算：33団体（うち2団体が財政再生基準以上）。
注14）　2007（平成19）年度決算：5団体。

第2章　形態別の状況

e）　資金不足比率の状況は、61公営企業会計が経営健全化基準以上[注15]で、資金の不足額がある公営企業会計は202会計となっている[注16]。

表2-26　健全化判断比率

	実質 赤字比率	連結実質 赤字比率	実質 公債費比率	将来 負担比率	合計
都道府県 （47団体）	0	0	0	0	0
	（2007：0）	（2007：0）	（2007：0）	（2007：0）	（2007：0）
政令市 （18団体）	0	0	0	0	0
	（2007：0）	（2007：0）	（2007：0）	（2007：0）	（2007：0）
市　区 （788団体）	2（1）	2（1）	5（1）	2	11（3）
	（2007：2（1））	（2007：9（2））	（2007：8（1））	（2007：3）	（2007：22（4））
町　村 （992団体）	0	0	15	1	16
	（2007：0）	（2007：2）	（2007：25（1））	（2007：2）	（2007：29（1））
合　計 （1,845団体）	2（1）	2（1）	20（1）	3	27（3）
	（2007：2（1））	（2007：11（2））	（2007：33（2））	（2007：5）	（2007：51（5））

（注）1．（　）内の数値は、財政再生基準（連結実質赤字比率については、平成21年度に適用される40％）以上である団体数であり、内数である。
　　　2．将来負担比率には、財政再生基準はない。
　　　　　（出典：総務省「平成20年度決算に基づく健全化判断比率・資金不足比率の概要」平成21年11月30日公表資料）

注15）　2007（平成19）年度決算：156会計。
注16）　2007（平成19）年度決算：256会計。

自治体病院の状況 ❷

表2-27 健全化判断比率が早期健全化基準以上である団体名

実質赤字比率	連結実質赤字比率	実質公債費比率	将来負担比率
2団体 【北海道】 　夕張市 　（総合病院） 【奈良県】 　御所市	2団体 【北海道】 　夕張市 　（総合病院） 【大阪府】 　泉佐野市 　（泉佐野病院）	20団体 【北海道】 　夕張市（総合病院） 　歌志内市（市立病院） 　江差町 　由仁町（町立病院） 　浜頓別町（国保病院） 　中頓別町（国保病院） 　利尻町 　洞爺湖町 【山形県】 　新庄市（新庄病院） 【福島県】双葉町 【群馬県】嬬恋村 【長野県】王滝村 【兵庫県】 　香美町（公立香住総合病院） 【奈良県】 　御所市、上牧町 【鳥取県】　日野町（日野病院） 【高知県】　安芸市 【沖縄県】　座間味村、 　　　　　　伊平屋村、伊是名村	3団体 【北海道】 　夕張市 　（総合病院） 【青森県】 　大鰐町 　（大鰐病院） 【大阪府】 　泉佐野市 　（泉佐野病院）

（注）1．財政再生基準（連結実質赤字比率については、平成21年度に適用される40％）以上である団体には、下線を付している。
　　　2．上記団体のうち、病院事業を抱えている自治体については、（　）にて示している。
（出典：総務省「平成20年度決算に基づく健全化判断比率・資金不足比率の概要」平成21年11月30日公表資料より筆者作成）

　表2-27の〰〰〰の団体（大阪府泉佐野市）は、公営企業会計（水道事業、簡易水道事業、工業用水道事業、交通事業、電気事業、ガス事業、港湾整備事業、病院事業、市場事業、と蓄場事業、宅地造成事業、下水道事業、観光施設事業、その他事業）のいずれかにおける資金不足比率が経営健全化基準以上である団体であり、この団体のうちほとんどは、実質赤字比率、連結実質赤字比率、実質公債費比率のいずれかにおいても早期健全化基準以上と判断されている。

第2章　形態別の状況

表2-28　病院事業における資金不足比率が経営健全化基準以上である団体名

北　海　道：	函館市 病院事業会計、小樽市 病院事業会計、留萌市 病院事業会計、苫小牧市 市立病院事業、美唄市 病院事業会計、赤平市 病院事業会計、士別市 病院事業会計、三笠市 市立三笠総合病院事業会計、根室市 市立根室病院事業会計、深川市 病院事業会計、松前町 病院事業会計、森町 森町国民健康保険病院事業会計、由仁町 病院事業会計、白老町 国民健康保険病院事業会計、平取町 国民健康保険病院特別会計、羅臼町 国民健康保険病院事業会計
青　森　県：	黒石市 病院事業会計、十和田市 病院事業会計、大鰐町 病院事業会計、板柳町 国民健康保険板柳中央病院事業会計、鶴田町 病院事業会計、三戸町 病院事業特別会計、公立金木病院組合 病院事業会計、一部事務組合下北医療センター 病院事業会計
岩　手　県：	奥州市 総合水沢病院事業会計
宮　城　県：	石巻市 病院事業会計、塩竈市 市立病院事業会計
秋　田　県：	男鹿市 男鹿みなと市民病院事業会計
山　形　県：	高畠町 公立高畠病院事業特別会計
神 奈 川 県：	三浦市 病院事業会計
石　川　県：	穴水町 病院事業会計
愛　知　県：	常滑市 常滑市民病院事業会計
京　都　府：	舞鶴市 病院事業会計、京丹後市 病院事業会計
大　阪　府：	大阪市 市民病院事業会計、泉大津市 市立病院事業会計、泉佐野市 泉佐野市病院事業会計、松原市 病院事業特別会計、和泉市 病院事業会計、柏原市 市立柏原病院事業会計、阪南市 病院事業会計
兵　庫　県：	西宮市 中央病院事業会計、高砂市 病院事業会計、香美町 公立香住総合病院事業企業会計
和 歌 山 県：	海南市 病院事業会計、有田市 病院事業会計
鳥　取　県：	智頭町 国民健康保険病院事業会計
徳　島　県：	徳島市 徳島市病院事業会計
高　知　県：	大月町 病院事業会計
福　岡　県：	川崎町 病院事業会計
長　崎　県：	大村市 大村市立病院事業会計、松浦市 病院事業会計
熊　本　県：	荒尾市 荒尾市病院事業会計

（出典：総務省「平成19年度決算に基づく健全化判断比率・資金不足比率の概要」）

　以上の数字だけを見る限り、予想以上に財政状態が健全であるかのように推測されるが、全国の自治体病院の約75％は赤字経営（他会計繰入後）の状況にある。
　そのため、公立病院改革ガイドライン（78ページ参照）に示された効率化財務数値の必須設定項目である「経常収支比率」や「職員給与費対医業収益比率」「病床利用率」について、特に経常黒字を達成している自治体病院の平均比率である、「経常収支比率」102.3％以上、「職員給与費対医業収益比率」50.5％以下、「病床利用率」82.3％（一般）以上を想定して、各指標の目標数値を定め改善に取り組むことが重要である。

3 医療法人の状況

　現在、全国で医療法人は4万5,396法人ある（2009〈平成21〉年3月末現在：厚生労働省調べ）（表2-29）。病院に限ってみると、全国8,783病院（2009〈平成21〉年1月末現在）のうち約65％（5,712病院）を開設しているのは特定・特別・社会医療法人を含む財団・社団医療法人であり、医療法人がわが国における医療の根幹を支えている。

　医療機関の整備は社会全体からの要請である。しかし、医療機関の整備のためには、資金の調達を容易にし、医療設備の充実を可能とし、相続税の負担による医療施設の荒廃を防止し、医療経営に永続性を与えなければならない。こうした目的を可能とするために設立されたのが医療法人である。

　この医療法人の形態をとることにより、多額の資金を得ることができるため、個人で保有するより大規模な医療施設の設立及び運営が可能となる。また、個人の場合、所得税は超過累進税率であるため税負担が大きく、高額な医療機器を購入する資金の内部留保が困難であるが、法人にすれば、所得税は定率となるため、個人より税負担が軽減され、内部留保が容易となる。さらに、個人で医療施設を所有すると、相続税の負担が大きいため、相続時に土地などの売却が行われる場合があるが、法人であれば、施設を法人が所有することとなるため、個人の財産とは切り離され、医療経営に永続性が図れるようになる。

1　医療法人の類型

　医療法第39条の規定により、病院、医師もしくは歯科医師が常時勤務する診療所または介護老人保健施設を開設しようとする社団または財団を法人とすることができる。

　医療法人を設立する場合に、人的要素を前提とする組織形態「社団医療法人」と、設立時の相当財産を基礎として組成する組織形態「財団医療法人」とに分類される。さらに、前者の社団医療法人は、定款の定めにより、「持分の定めのある社団医療法人」と「持分の定めのない社団医療法人」とに分けることができるが、医療法人の資本（出資金）を拠出する社団社員の権利が医療法人財産に及ぶのかどうかが持分の有無のポイントである。

第2章　形態別の状況

表2-29　種類別医療法人数の年次推移

年別	医療法人 総数	財団	社団 総数	社団 持分有	社団 持分無	一人医師医療法人（再掲）	特定医療法人 総数	特定医療法人 財団	特定医療法人 社団	特別医療法人 総数	特別医療法人 財団	特別医療法人 社団	社会医療法人 総数	社会医療法人 財団	社会医療法人 社団
平成元年	11,244	364	10,880	10,736	144	6,620	183	60	123						
2年	14,312	366	13,946	13,796	150	9,451	187	60	127						
3年	16,324	366	15,958	15,800	158	11,296	189	60	129						
4年	18,414	371	18,043	17,877	166	13,205	199	60	139						
5年	21,078	381	20,697	20,530	167	15,665	206	60	146						
6年	22,851	381	22,470	22,294	176	17,322	210	60	150						
7年	24,725	386	24,339	24,170	169	19,008	213	60	153						
8年	26,726	392	26,334	26,146	188	20,812	223	63	160						
9年	27,302	391	26,911	26,716	195	21,324	230	64	166						
10年	29,192	391	28,801	28,595	206	23,112	238	64	174						
11年	30,956	398	30,558	30,334	224	24,770	248	64	184						
12年	32,708	399	32,309	32,067	242	26,045	267	65	202	8	2	6			
13年	34,272	401	33,871	33,593	278	27,504	299	65	234	18	3	15			
14年	35,795	399	35,396	35,088	308	28,967	325	67	258	24	5	19			
15年	37,306	403	36,903	36,581	322	30,331	356	71	285	29	7	22			
16年	38,754	403	38,351	37,977	374	31,664	362	67	295	35	7	28			
17年	40,030	392	39,638	39,257	381	33,057	374	63	311	47	8	39			
18年	41,720	396	41,324	40,914	410	34,602	395	63	332	61	10	51			
19年	44,027	400	43,627	43,203	424	36,973	407	64	343	79	10	69			
20年	45,078	406	44,672	43,638	1,034	37,533	412	64	348	80	10	70			
21年	45,396	396	45,000	43,234	1,766	37,878	402	58	344	67	6	61	36	7	29

※平成8年まで：年末現在数、平成9年以降：3月31日現在数。
（出典：厚生労働省「種類別医療法人の年次推移」平成21年）

　2009（平成21）年3月31日現在、医療法人総数4万5,396法人のうち、財団が396法人であるのに対し、社団は4万5,000法人となっており、そのうち持分ありの社団が4万3,234法人で、実に医療法人全体の96％を占めている。

　そのほか、特別医療法人は67法人、特定医療法人は402法人、社会医療法人は36法人となっている。このうち特別医療法人については、公益性の高い病床にかかわる規制や、理事長などとの同族関係者となる職員に関する給与規制など、要件の達成困難の理由からあまり普及していないうえ、2007（平成19）年4月1日以後この特別医療法人の申請はできないものとされ、5年間の経過措置を経た後、2012（平成24）年3月31日に廃止され、

注17）　特別医療法人と社会医療法人は別個の制度であり、特別医療法人が自動的に社会医療法人へ移行することはなく、旧医療法上の特別医療法人であっても、新規に社会医療法人の認定を受けなければならない。

今後は社会医療法人に一元化されることとなる[注17]。

　表2-30に、医療法人類型別の各要件及び税制に関する比較表を示す。

表2-30　医療法人類型別の要件など比較表（社会福祉法人の要件なども掲載）

		財団医療法人	持分有社団医療法人	持分無社団医療法人	一人医師医療法人
根拠法規		医療法39条 病院、医師もしくは歯科医師が常時勤務する診療所または介護老人保健施設を開設しようとする社団または財団	医療法39条 病院、医師もしくは歯科医師が常時勤務する診療所または介護老人保健施設を開設しようとする社団または財団	医療法39条 病院、医師もしくは歯科医師が常時勤務する診療所または介護老人保健施設を開設しようとする社団または財団	医療法39条 病院、医師もしくは歯科医師が常時勤務する診療所または介護老人保健施設を開設しようとする社団または財団
設立		都道府県知事の許認可	都道府県知事の許認可	都道府県知事の許認可	都道府県知事の許認可
出資持分の有無		無	（当分の間）有	無	（当分の間）有
配当		不可	不可	不可	不可
脱退社員の払戻し請求権		無	（当分の間）有	無	（当分の間）有
解散時の分配		国、地方公共団体、類似の法人に帰属	社員の出資額に応じて分配（ただし、持分無の医療法人に移行した場合は国、地方公共団体、類似の法人に帰属することとなる）	国、地方公共団体、類似の法人に帰属	社員の出資額に応じて分配（ただし、持分無の医療法人に移行した場合は国、地方公共団体、類似の法人に帰属することとなる）
個人に対する相続税		—	課税	—	課税
医療施設の要件		制限なし	制限なし	制限なし	制限なし
業務範囲		医療及び附帯業務、付随業務のみ	医療及び附帯業務、付随業務のみ	医療及び附帯業務、付随業務のみ	医療及び附帯業務、付随業務のみ
同族要件		制限なし	制限なし	制限なし	制限なし
国税	所得税 清算所得税・みなし配当課税・譲渡所得課税（移行時に課せられる所得税）	課税	課税	課税	課税
国税	所得税 個人の寄附にかかわる所得控除	所得控除不可	所得控除不可	所得控除不可	所得控除不可
国税	法人税（企業の寄附にかかわる損金参入）	一般の寄附金としての限度額の計算に含める	一般の寄附金としての限度額の計算に含める	一般の寄附金としての限度額の計算に含める	一般の寄附金としての限度額の計算に含める
国税	法人税（医療保健業）	一般税率	一般税率	一般税率	一般税率
国税	法人税（収益事業）	不可	不可	不可	不可
国税	法人事業税（社会保険診療にかかわる収入）	非課税	非課税	非課税	非課税
国税	法人事業税 社会保険診療以外の収益業	課税 ・400万円以下5% ・400万円超6.6%	課税 ・400万円以下5% ・400万円超6.6%	課税 ・400万円以下5% ・400万円超6.6%	課税 ・400万円以下5% ・400万円超6.6%
地方税	不動産取得税 医療の用に供する不動産	課税 4% 〔H18.4.1～24.3.31までの間に取得した住宅または土地については3%〕	課税 4% 〔H18.4.1～24.3.31までの間に取得した住宅または土地については3%〕	課税 4% 〔H18.4.1～24.3.31までの間に取得した住宅または土地については3%〕	課税 4% 〔H18.4.1～24.3.31までの間に取得した住宅または土地については3%〕
地方税	不動産取得税 医療関係者の養成所において直接教育の用に供する不動産	課税 4% 〔H18.4.1～24.3.31までの間に取得した住宅または土地については3%〕	課税 4% 〔H18.4.1～24.3.31までの間に取得した住宅または土地については3%〕	課税 4% 〔H18.4.1～24.3.31までの間に取得した住宅または土地については3%〕	課税 4% 〔H18.4.1～24.3.31までの間に取得した住宅または土地については3%〕
地方税	固定資産税 都市計画税 医療の用に供する不動産	課税 1.4% 0.3%	課税 1.4% 0.3%	課税 1.4% 0.3%	課税 1.4% 0.3%
地方税	固定資産税 都市計画税 医療関係者の養成所において直接教育の用に供する不動産	課税 1.4% 0.3%	課税 1.4% 0.3%	課税 1.4% 0.3%	課税 1.4% 0.3%
地方税	道府県民税 道府県にある法人に対して課税されるもの	法人税割の税率 法人税の5% 均等割額（資本金額） 2万～80万円	法人税割の税率 法人税の5% 均等割額（資本金額） 2万～80万円	法人税割の税率 法人税の5% 均等割額（資本金額） 2万～80万円	法人税割の税率 法人税の5% 均等割額（資本金額） 2万～80万円
地方税	市町村民税 市町村内に事務所または事業所を有する法人に対して課税されるもの	法人税割の税率 法人税の12.3% 均等割額（資本金額） 5万～300万円	法人税割の税率 法人税の12.3% 均等割額（資本金額） 5万～300万円	法人税割の税率 法人税の12.3% 均等割額（資本金額） 5万～300万円	法人税割の税率 法人税の12.3% 均等割額（資本金額） 5万～300万円

※ 一般税率：年間所得800万円以下は22%（平成21年4月1日開始～23年3月31日終了事業年度は18%）、年間所得800万円以上は30%
　軽減税率：22%（平成21年4月1日開始～23年3月31日終了事業年度は18%）
　一般寄附金：（資本などの金額×0.0025＋所得金額×0.025）×0.5の範囲で損金算入可

医療法人の状況 ❸

特定医療法人	特別医療法人	社会医療法人	社会福祉法人
租税特別措置法67条 法人の事業が医療普及、社会福祉への貢献など公益の増進に寄与し、国税庁長官の承認を受けたもの	社会医療法人の創設に伴い、現在の特別医療法人は平成24年3月31日をもって廃止されることとなった。改正医療法施行までにすでに承認を受けている特別医療法人については5年間の経過措置が設けられた。	医療法第42条の2 医療法人のうち、次に掲げる要件に該当するものとして、政令で定めるところにより都道府県知事の認定を受けたもの（以下「社会医療法人」という）	社会福祉法第22条 この法律において「社会福祉法人」とは、社会福祉事業を行うことを目的として、この法律の定めるところにより設立された法人をいう。
国税庁の承認	都道府県知事の許認可	都道府県知事の認定	都道府県知事の許認可
無	無	無	無
不可	不可	不可	不可
無	無	無	無
国、地方公共団体、類似の法人に帰属	国、地方公共団体、類似の法人に帰属	国、地方公共団体、類似の法人に帰属	国庫に帰属
—	—	—	—
・病床の制限なし ・40人以上の収容施設・救急告示診療所であること	・9種類の特定病床を有するか、公益性の高い医療を提供する医療施設であること ・40人以上の収容施設・救急告示診療所であること	救急医療など業務を行う病院などについて、一定の構造設備、業務体制、業務実績を満たすこと	制限なし
医療及び附帯業務、付随業務のみ	医療及び附帯業務、付随業務のほか、収益業務も可能	医療及び附帯業務、付随業務のほか、収益業務も可能	社会福祉事業のほか、公益目的事業、収益事業も可能
3分の1以下であること	3分の1以下であること	3分の1以下であること	2分の1以下であること
昭和39年「租税特別措置法第67条の2の適用を受けるための社団たる医療法人の組織変更について」により非課税	特定医療法人を準用し、非課税	非課税	非課税
所得控除不可	所得控除不可		寄附金から2,000円を引いた額の所得控除が可（年間所得25％が限度）
一般の寄附金としての限度額の計算に含める	一般の寄附金としての限度額の計算に含める	一般の寄附金としての限度額の計算に含める	一般の寄附金としての限度額の計算に含める
軽減税率	一般税率	非課税	《社会福祉事業》 非課税
不可	一般税率	軽減税率	軽減税率
非課税	非課税	非課税	非課税
課税 ・400万円以下5％ ・400万円超6.6％	課税 ・400万円以下5％ ・400万円超6.6％	課税 ・400万円以下5％ ・400万円超6.6％	非課税
課税 4％ ［H18.4.1～24.3.31までの間に取得した住宅または土地については3％］	課税 4％ ［H18.4.1～24.3.31までの間に取得した住宅または土地については3％］	非課税	非課税
非課税	課税 4％ ［H18.4.1～24.3.31までの間に取得した住宅または土地については3％］	非課税	
課税 1.4％ 0.3％	課税 1.4％ 0.3％	非課税	非課税
非課税	課税 1.4％ 0.3％	非課税	
法人税割の税率 法人税の5％ 均等割（資本金額） 2万～80万円	法人税割の税率 法人税の5％ 均等割（資本金額） 2万～80万円	法人税割の税率 法人税の5％ 均等割（資本金額） 2万～80万円	医療保健業収入が90％未満：非課税
法人税割の税率 法人税の12.3％ 均等割額（資本金額） 5万～300万円	法人税割の税率 法人税の12.3％ 均等割額（資本金額） 5万～300万円	法人税割の税率 法人税の12.3％ 均等割額（資本金額） 5万～300万円	医療保健業収入が90％未満：非課税

（著者作成）

2　医療法人の財務的現状

　医療は公益性の高い業務であり、医療機関には人の命を扱うという公益性がある。民間の医療法人であっても、医療法第54条により配当を許されないことから非営利であると位置付けられているため、利益が目的とは言いにくい面はある。しかしながら、患者や地域住民がいつも通っている医療機関が地域からなくなってしまうことは許されないので、一定の収益をあげ、財務の健全性を保つことが必要であろう。

　わが国では、病院の7割以上が医療法人や個人が経営する、いわゆる民間病院である。厚生労働省の医療施設調査で病院数の推移を見てみると、医療法人立・個人立を合わせた病院数は1970（昭和45）年から漸次増加してきたが、戦後最も多かった1990（平成2）年の1万96病院をピークに減少を続けており、1992（平成4）年からは1万病院を割っている。2008（平成20）年10月には8,794病院であったが、2010（平成22）年4月末現在、8,701病院とその数は今後も確実に減る傾向を示している。

　民間病院をはじめとする医療経営の現状は、全国公私病院連盟と日本病院会が協力して例年6月に実施している共同調査「病院運営実態分析調査」結果に表れている。

　表2-31、図2-12は、2010（平成22）年3月に公表した同調査（2009〈平成21〉年6月調査）の「100床当たり収支金額の主な科目別・年次推移」である。

　これによると、2009（平成21年）年6月分の集計では、総費用が1億44,507千円（対前年比105.0％）に対し、総収益は1億46,498千円（対前年比107.4％）であり、総収支差額は1,991千円、総費用対総収益比率は98.6％（同97.7％）となっている。

　また、医業費用が1億41,704千円（同105.2％）に対し、医業収益は1億44,008千円（同107.4％）であり、医業収支差額は2,304千円と前年度−656千円の赤字より大幅に持ち直している。医療費用対医業収益比率は98.4％（同97.9％）となっている。

表2-31　100床当たり収支金額の主な科目別・年次推移（私的病院）

(単位：千円)

科　目	総　数					平成21年／平成20年増減率(%)
	平成17年	平成18年	平成19年	平成20年	平成21年	
総費用	127,579	134,160	137,460	137,682	144,507	105.0
Ⅰ　医業費用	124,941	131,612	134,330	134,745	141,704	105.2
1．給与費	64,494	67,902	70,201	70,855	75,503	106.6
2．材料費	29,829	31,754	31,596	30,589	32,707	106.9
うち薬品費	17,002	17,599	17,591	16,609	17,636	106.2
3．経費	22,483	23,629	24,108	24,557	24,851	101.2
うち委託費	8,647	9,111	9,324	9,517	9,391	98.7
4．減価償却費	5,927	6,124	6,255	6,659	6,885	103.4
5．資産減耗損	154	151	150	98	78	79.6
6．研究・研修費	431	471	552	509	511	100.4
7．本部費分担金・役員報酬	1,624	1,580	1,468	1,478	1,168	79.0
Ⅱ　医業外費用	2,144	2,065	2,389	2,249	2,261	100.5
Ⅲ　特別損失	494	483	741	689	543	78.8
総収益	129,814	134,313	139,538	136,407	146,498	107.4
Ⅰ　医業収益	127,080	132,083	136,756	134,089	144,008	107.4
1．入院収入	85,224	88,565	92,819	91,772	98,138	106.9
2．室料差額収入	2,919	2,646	3,032	2,993	3,138	104.8
3．外来収入	34,826	36,231	36,327	34,682	38,194	110.1
4．公衆衛生活動収入	1,322	1,228	1,079	1,062	1,348	126.9
5．医療相談収入	2,000	2,443	2,550	2,476	2,044	82.6
6．その他の医業収入	789	970	949	1,104	1,145	103.7
Ⅱ　医業外収益	2,334	1,961	2,428	1,961	2,241	114.3
Ⅲ　特別利益	400	269	355	358	249	69.6
他会計負担金・補助金等収入	882	686	620	854	583	68.3
総収入－総費用	2,235	153	2,078	△ 1,275	1,991	256.2
医業収益－医業費用	2,139	471	2,426	△ 656	2,304	451.2
総費用／総収益×100	98.3	99.9	98.5	100.9	98.6	97.7
医業費用／医業収益×100	98.3	99.6	98.2	100.5	98.4	97.9
病院数	317	279	307	319	323	101.3
平均病床数	238	240	246	254	241	94.9

(出典：全国公私病院連盟「平成21年病院運営実態分析調査の概要（平成21年6月調査）」)

第2章 形態別の状況

図2-12 100床当たり総収支差額及び医業収支差額の状況（私的病院）

（単位：千円）

年度	総収支差額	医業収支差額
平成17年	2235	2139
平成18年	153	471
平成19年	2078	2426
平成20年	-1275	-656
平成21年	1991	2304

（出典：全国公私病院連盟「平成21年病院運営実態分析調査の概要（平成21年6月調査）」より筆者作成）

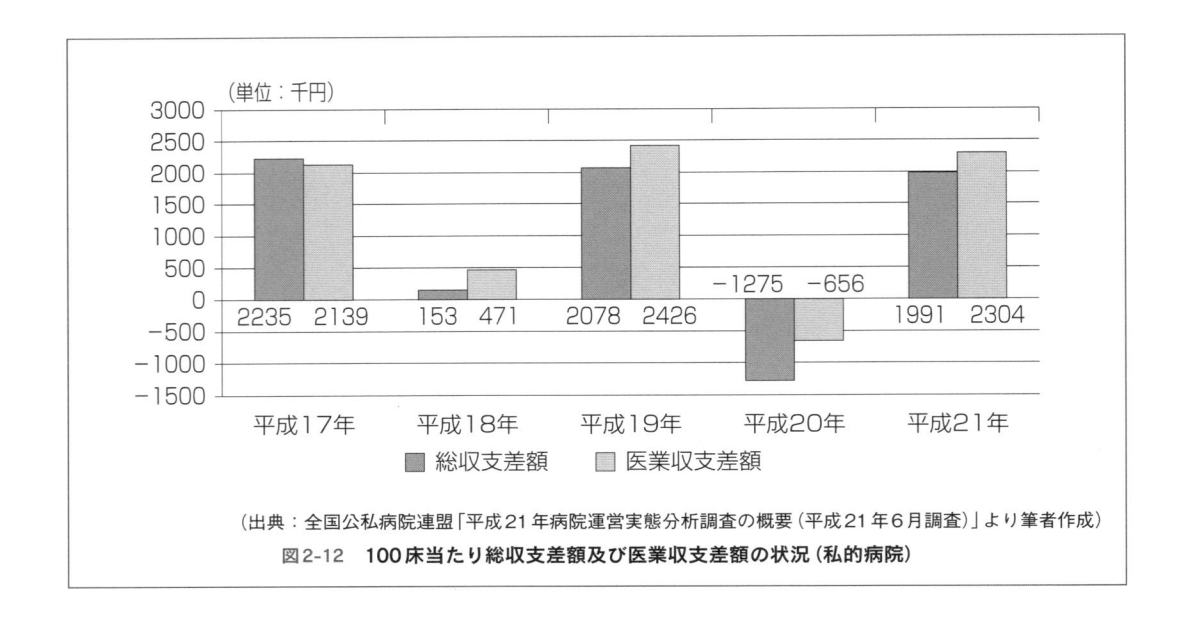

3　医業収益100対収支金額割合

　医業収益を100.0とした場合、総費用は100.3（前年6月110.0）で、前年に比して費用の割合が増加している。総費用のうち給与費が52.4（前年6月52.8）と5割以上を占め、材料費は22.7（前年6月22.8）であり、そのうち薬品費は12.2（前年6月12.4）、経費は17.3（前年6月18.3）、そのうち委託費は6.5（前年6月7.1）となっている（表2-32）。

　また、総収益は101.7（前年6月同）となっているのに対して、入院収入は68.1（前年6月同）、外来収入は26.5（前年6月25.9）となっている。

医療法人の状況 ③

表2-32 医業収益100対収支金額割合の主な科目別・年次推移（私的病院）

科　目			平成17年	平成18年	平成19年	平成20年	平成21年
総費用			100.4	101.6	100.5	102.7	100.3
	医業費用		98.3	99.6	98.2	100.5	98.4
		うち給与費	50.8	51.4	51.3	52.8	52.4
		うち材料費	23.5	24.0	23.1	22.8	22.7
		うち薬品費	13.4	13.3	12.9	12.4	12.2
		うち経費	17.7	17.9	17.6	18.3	17.3
		うち委託費	6.8	6.9	6.8	7.1	6.5
	医業外費用		1.7	1.6	1.7	1.7	1.6
	特別損失		0.4	0.4	0.5	0.5	0.4
総収益			102.2	101.7	102.0	101.7	101.7
	医業収益		100.0	100.0	100.0	100.0	100.0
		うち入院収入	67.1	67.1	67.9	68.4	68.1
		うち外来収入	27.4	27.4	26.6	25.9	26.5
	医業外収益		1.8	1.5	1.8	1.5	1.6
	特別利益		0.3	0.2	0.3	0.3	0.2

（出典：全国公私病院連盟「平成21年病院運営実態分析調査の概要（平成6月調査）」より筆者作成）

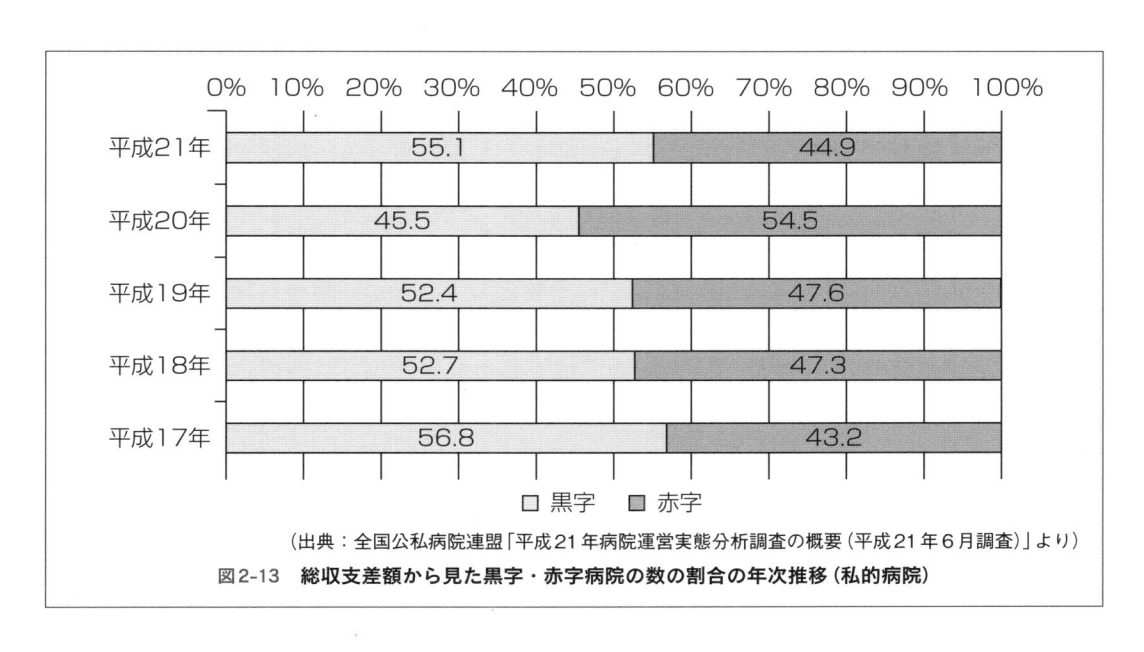

	黒字	赤字
平成21年	55.1	44.9
平成20年	45.5	54.5
平成19年	52.4	47.6
平成18年	52.7	47.3
平成17年	56.8	43.2

（出典：全国公私病院連盟「平成21年病院運営実態分析調査の概要（平成21年6月調査）」より）

図2-13　総収支差額から見た黒字・赤字病院の数の割合の年次推移（私的病院）

第2章　形態別の状況

　前記の「平成21年病院運営実態分析調査」において回答のあった病院1,162病院のうち私的病院は323病院であり、55.1％（178病院）の病院が黒字となっていて、赤字病院数の割合は44.9％（145病院）であった。これを年次別に見ると、図2-13のようになっている（他会計負担金・補助金等は総収益から控除）。

　その他の開設者を見てみると、自治体病院584病院のうち8.6％（50病院）が黒字となっていて、赤字病院は91.4％（534病院）であった（この場合、不採算部門等の医療に対し、地方公営企業法に基づき地方公共団体が負担すべきものとされている負担金等は総収益から除いて仮定計算を行っているため、法令に基づく病院決算時点での黒字・赤字とは異なる）。その他公的病院では、255病院のうち52.5％（134病院）が黒字となっていて、赤字病院は47.5％（121病院）であった。これを決算状況で見ると、①病床の利用率を高める、②平均在院日数を短くする、③1人当たりの医療費を高くする――といったことに成功した病院が収入を確保している。

　医業収支で黒字を出すということを至上命題とした場合、必然的に部門別収支の改善、合理化の推進も必要となってくる。たとえば外来部門と入院部門を分けて管理するとか、もっと細かく病棟ごとに分けて改善を図る。あるいは給食や検査の部門はどう改善するか、事務部門はどうか、とそれぞれの部門別に医業収支が黒字になるような工夫が必要になる。

　収入面では、差額ベッド代や給食費をはじめとして、患者が自分でお金を出す部分も増えてきている。いわゆる「アメニティー」[注18]部分などがそれである。

　収支改善策のもう1つは、病院業務の委託や下請け化である。病院における業務委託の実施率は増加している。たとえば寝具や検査、給食、洗濯や清掃など、病院の管理全般に委託や下請けがどんどん入ってきている。こうした、収支改善に向けて努力をした病院においては、徐々にではあるが黒字化への回復がなされてきている。

　医療経営が悪化し収支が低迷する外的要因としては、医療費抑制策や薬価差益の減少により、主な収益源が確保しきれなくなっていることが挙げられる。以前は、増床などにより規模を拡大することでコスト増もカバーできたが、病床規制によりそれも困難となっている。また、1998（平成10）年度以降、診療報酬が改定されるたびに、病院経営の収益の根幹となる部分が引き下げられてきたため、収益が上がらない仕組みとなっていることもその一因である。

　一方、病院経営悪化の内的要因としては、人件費の高さが挙げられる。医療機関の人件費は他業種と比較し非常に高い。通常、製造業における給与費比率は約23％、デパートでは約10.9％といわれている。これに対し医療機関の人件費比率は医業費用の50％を超えている。病院ではいかに人が中心であるかということがわかる。医療は労働集約型産業

注18）　アメニティー：アメニティーとは本来、環境の質を表す概念であり、緊張感を抱いて受診する患者が自宅環境にいるがごとく感じられるように、患者に心と体を癒すやすらぎの空間を提供する施設などの快適さをいう。

である。病院を構成する医師、看護師、薬剤師、臨床検査技師、診療放射線技師、理学療法士、作業療法士、栄養士、臨床工学技士、義肢装具士、視能訓練士などの中心スタッフはいずれも国家資格を持つ者であり、そのため他業種以上に人件費の割合が高いといえるであろう。

　また、収支低迷の内的要因としては、病院経営者のマネジメント・スキルの不足と医療倫理の欠如などが挙げられる。医療法では、病院経営者は医師の資格を持った者でなければならないと規定されている。そのため、病院には経営管理などのマネジメント・スキルを持った人が皆無といってよいほど存在しない。

　よい業績を残した診療部長や医師が、必ずしもよい経営者や管理者になるとは限らない。治療のプロの仕事と経営管理の仕事とはまったく異なる分野であり、経営能力や管理能力というスキルが必要なことはいうまでもない。しかし、医療機関の経営には医師としての倫理観も重要であり、営利を目的とした経営感覚をそのまま医療機関に持ち込めば、病院の収益の向上に比例し、モラルの低下が目立つようになってしまう。たとえば、医療事故への対応のまずさやレセプト改ざん、職員数の水増しや交付金・補助金などの水増し請求など、一部の悪徳経営者によるモラル・ハザードが見受けられる。こうした現象が患者の不信を生み、その結果、患者数が減少し、赤字経営や倒産を余儀なくされる病院もある。

　このほか、高価な医療機器の導入が経営を圧迫していることも収支悪化の一因である。ほかとの差別化を図る必要性から1台数億円もするCTやMRIなどの医療機器を導入したが、投資額が多大であるために投資資金の回収に遅れが生じ、資金面からも経営を圧迫されている病院が多いのが現状である。

　つまり、医療の場合、その公益性の高さから規制や保護が強く、国や地方自治体の政策・制度のあり方と変化に最も大きな影響を受けるが、医療機関はその大きな経営環境の変化に対応できていないといえる。

　こうした経営環境の変化を受けた医療機関が基本的に取り組まなければならない課題は、「コスト管理」である。医療費抑制策の下で、単純な規模拡大が不可能になったことに加え、今後導入の拡大が見込まれるDPC（診断群分類別包括評価）[注19]への対策としてコスト管理の仕組みの構築は欠かせない。原価計算などによりコスト構造を把握し、無駄な費用を削減する一方、コストに合わない事業の取り扱いについては、合理的な判断が必要となる。また、コスト管理と、「医療の質の維持・向上」を両立させることも重要である。

注19）DPC（診断群分類別包括評価）：米国で使用されている診断群分類であるDRG（Diagnosis Related Groups）をもとに開発された日本独自の診断群分類であり、その大きな特徴は、分類がDRGのように「診断」だけではなく、「診断と診療行為の組み合わせ」に基づいて行われる点にある。具体的には「医療資源を最も投入した傷病名」がICD（International Classification of Diseases）によって分類された後、診療行為、重症度などによってさらに分類されることとなる。DPCの分類項目は現在2,552分類であるが、包括評価対象となる診断群分類は1,860分類であり、これに該当しない患者は従来どおりの出来高払いとなる。また、包括評価の範囲は主にホスピタルフィー的要素（入院基本料、検査、画像診断、投薬、注射、1,000点未満の処置など）であり、ドクターフィー的要素（手術料、麻酔料、1,000点以上の処置など）は対象外（出来高評価）となる。

患者及び外部利害関係者の信頼の中核は、医療の質であり、医療の標準化による質の管理が基本である。PDCAサイクルやTQM[注20]、クリニカルパス[注21]をはじめとした、いわゆる管理手法の活用が質の安定化に役立ち、さらに組織的な質の管理の仕組みを構築することが重要性である。

近年の新たな医療経営に関するテーマは多数あるが、医療の標準化を進め、詳細な診療情報の管理と徹底したコスト管理により、経営の仕組みと質を大幅に向上させなければ、それらの課題に対応できない。

注20) TQM：Total Quality Management（トータル・クオリティ・マネジメント）のことで、日本語訳は「総合的品質管理」である。もともとは産業界で、製品の品質の工程をマニュアル化し、高い精度で管理することから始まった。医師は医療を「品質」と呼ばずに、QCを精度管理と呼んでいる。医療の質を落とさずにコストを削減しなければならないという、トレードオフとも呼ばれる問題に直面したことが、TQCの手法を病院にも取り入れるきっかけとなり、1987年ごろから導入が始まった。最近は医療現場でもTQM（総合的医療内容管理）の考え方が浸透し、一定水準の医療が提供できるような体制が整備されている。

注21) クリニカルパス：症例ごとに到達目標を定め、その目標に至るための診断、治療、看護など、チーム医療に参画する医療従事者の行為と時間軸の二次元に表した予定（工程）表をいう。バリアンス分析などを行って、計画どおり進捗しない原因を追究し、手順の見直しなどを行って良い手順に標準化する活動である。クリニカルパスが利用され始めたころは、日程管理を目的とすることも多かったが、現在では質保証のための有用なツールとして活用されるようになってきた。

第3章
自治体病院と医療法人の選択肢

1 自治体病院の選択肢―公立病院改革ガイドラインに則った経営形態の見直し
2 医療法人の選択肢―制度改革に伴う医療法人の対応

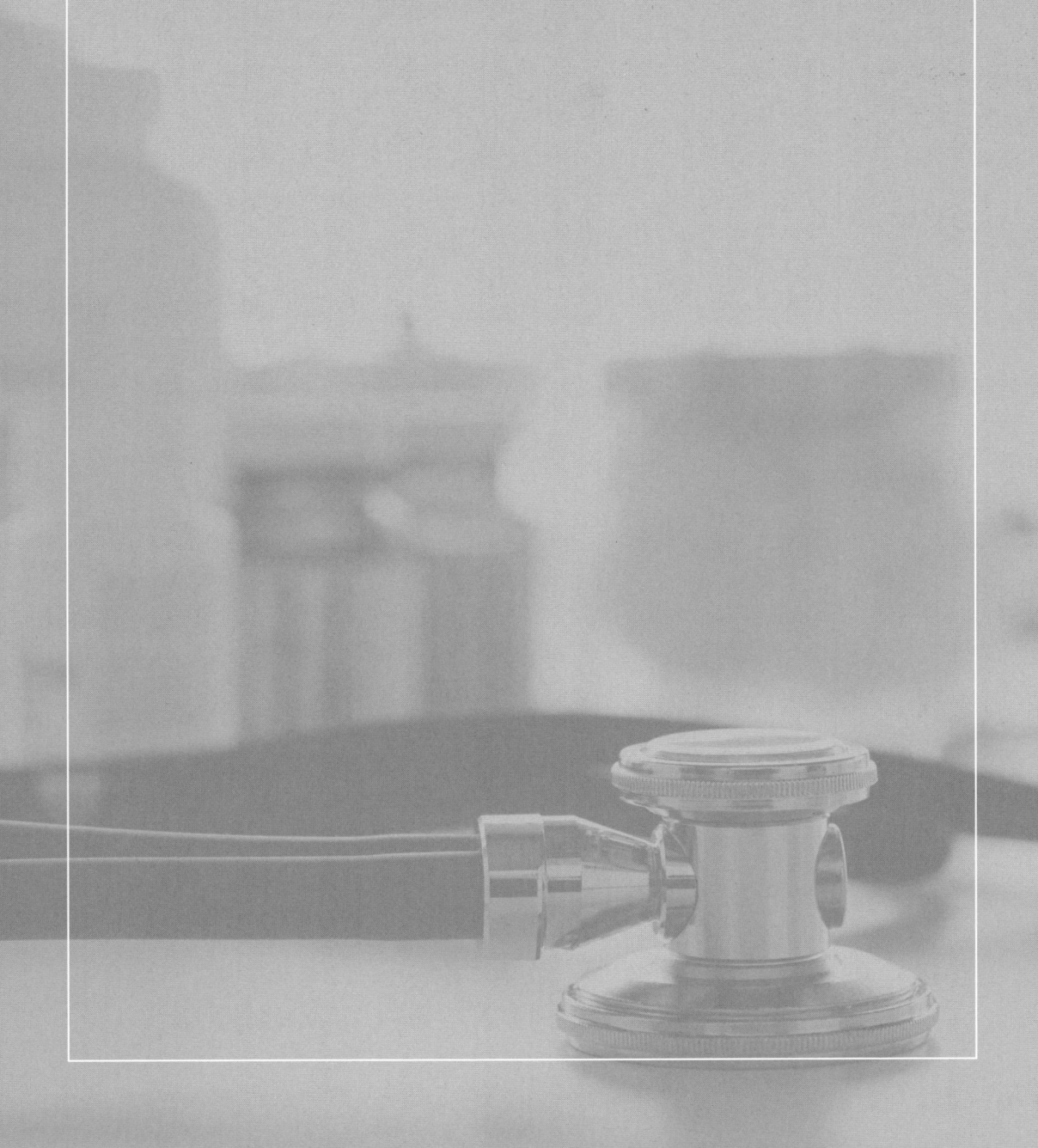

1 自治体病院の選択肢
―公立病院改革ガイドラインに則った経営形態の見直し

1 公立病院改革ガイドライン策定

　総務省は2007（平成19）年12月に「公立病院改革ガイドライン」を公表した。ガイドラインでは、自治体病院の果たすべき役割及び一般会計負担の考え方を明確にしたうえで、①経営の効率化、②再編・ネットワーク化、③経営形態の見直しの3つの視点に立った改革を一体的に推進することが必要であるとしている。

①経営の効率化
　一般会計からの所定の繰出し後「経営黒字」が達成される水準を目途とし、経営収支比率・職員給与比率・病床利用率などに目標数値を設定し民間病院並みの効率性を達成する。

②再編・ネットワーク化
　地域医療計画との整合を確保し、二次医療圏等の単位で経営主体の統合を推進し、機能分担と医師派遣の拠点機能を推進するとしてモデルパターンを示している。

③運営形態の見直し
　人事・予算等の実質権限と結果責任を経営責任者に一本化。選択肢として、地方公営企業法の全部適用、地方独立行政法人（一般型）化、指定管理者制度、民間譲渡等を提示。併せて、診療所化や老健施設、高齢者住宅事業等への転換なども含めた見直しを示唆している。

　公立病院の役割は、採算性等の面から民間医療機関による提供が困難な医療などを提供することである。

①山間へき地・離島など民間医療機関の立地困難な過疎地等における一般医療の提供。
②救急・小児・周産期・災害・精神などの不採算・特殊部門に関わる医療の提供。
③県立がんセンター、県立循環器病センター等地域の民間医療機関では限界のある高度・先進医療の提供。
④研修実施等を含む広域的な医師派遣の拠点機能。

　地域において真に必要な公立病院の持続可能な経営をめざし経営を効率化することが求められており、2008（平成20）年度内に「公立病院改革プラン」を策定（経営効率化は3年、再編ネットワーク化と経営形態見直しは5年程度を標準）することを求めている。

2　公立病院改革のめざすもの

　今般の公立病院改革の究極の目的は、改革を通じ、公・民の適切な役割分担の下、地域において必要な医療提供体制の確保を図ることにある。このような中で、地域において真に必要な公立病院には、安定した経営の下で良質な医療を継続して提供することが求められる。このため、医師をはじめとする必要な医療スタッフを適切に配置できるよう必要な医療機能を備えた体制を整備するとともに、経営の効率化を図り、持続可能な病院経営をめざすとしている。

　公立病院をはじめとする公的医療機関の果たすべき役割は、地域において提供されることが必要な医療のうち、採算性などの面から民間医療機関では困難な医療を提供することにある。

　各公立病院は、今回の改革を通じ、地域医療の確保のため自らに期待されている役割を改めて明確にし、必要な見直しを図ったうえで、安定的かつ自律的な経営の下で良質な医療を継続して提供できる体制を構築することが求められている。

公立病院改革の3つの視点

　公立病院改革における①経営の効率化、②再編・ネットワーク、③経営形態の見直し——の3つの視点は、これまでも病院事業あるいは地方公営企業全体として取り組んできた課題であり、近年の公立病院における経営環境を踏まえれば、この3つの視点に立った改革を一体的に進めることにより、各公立病院に真に必要とされている機能を安定的に確保する体制を構築することが求められている。

①経営の効率化

　各公立病院が自らの役割に基づき、住民に対し良質の医療を継続的に提供していくためには、病院経営の健全化が確保されることが不可欠である。この観点から「ガイドライン」では、経営効率化プランの策定のために、経営指標にかかわる数値目標の設定を求めている。

　経営指標としては、a）財務内容の改善にかかわる指標、b）公立病院としての医療機能確保にかかわる指標、c）その他サービス向上にかかわる指標——などの設定が必要となっている。

　また、各項目ごとに具体的指標が例示され、これを参考として数値目標を設定することとされており、財務数値については、経常収支比率や職員給与費対医業収益比率、病床利用率が必須設定項目である。財務内容改善にかかわる数値目標の設定にあたっては、考え方として、経常収支比率を100％以上とする点や、効率的運営を行ってもなお不足する額のみを一般会計繰出金の対象とする点、同一地域に民間病院が存在する場合は、民間病院並みの効

率性の達成を数値目標とすることなどの条件が設けられている。

「改革プラン」には、これらの数値目標や目標達成に向けた具体的取り組みとその実施時期を明記するとともに、設定した数値目標などを各年度別収支計画に落とし込まなければならない。

以下は、経営効率化に関する具体的な内容である。

≪経営指標にかかわる数値目標の設定≫

a) 財務内容の改善にかかわる経営指標の中から、以下のような数値目標を設定する。この場合、経常収支比率、職員給与費対医業収益比率、病床利用率は必須設定項目である。

　ア　収支改善にかかわるもの
　　（例）経常損益の額、資金不足額、資金不足比率、減価償却前収支の額、経常収支比率、医業収支比率、職員給与費対医業収益比率、100床当たり職員給与費、等

　イ　経費削減にかかわるもの
　　（例）医薬材料費を一括購入により△％削減、薬品使用効率、材料費対医業収益比率、100床当たり職員数、等

　ウ　収入確保にかかわるもの
　　（例）病床利用率、平均在院日数、患者一人当たり診療収入、等

　エ　経営の安定性にかかわるもの
　　（例）純資産の額、現金保有残高、等

b) 公立病院として提供すべき医療機能の確保にかかわる指標の中から数値目標を設定する。

　これらの指標は、当該病院が一般会計からの繰入れに見合った医療機能を十分に発揮しているか否かを検証する趣旨を含むことに鑑み、臨床指標も選定の対象として検討するなど、医療機能に関する成果をわかりやすく示す指標となるよう工夫を凝らすことが望ましい。

　（例）外来・入院患者数、救急医療などいわゆる4疾病5事業にかかわる取扱件数（または地域における取扱比率）、臨床研修医の受入人数、医師派遣件数、等

c) 以上のほか、各地方公共団体の判断により、たとえばサービス向上にかかわる指標（患者満足度など）などについて数値目標を設定することも考えられる。

前記の経営指標にかかわる数値目標ついては、一般会計などからの所定の繰出しが行われれば「経常黒字」が達成される状態（経常収支比率が100％以上となること）を想定して、これに対応した水準で設立されるべきである。

≪一般会計などからの繰出し≫
　独立採算の原則に立って最大限効率的な運営を行ってもなお不足する、真にやむを得ない部分を対象として行われるものであり、現実の公立病院経営の結果発生した赤字をそのまま追認し補填する性格のものではない。
　当該公立病院の経営の実態から、今次改革プランの対象期間中に上記の水準に到達することが著しく困難と認められる場合には、最終的に「経常黒字」の達成をめざす時期を明らかにしつつ、改革プラン対象期間末時点における目標数値を定めるものとしている。

≪同一地域に民間病院が立地している場合の留意事項≫
　同一地域に類似の機能を果たしている民間病院が立地している公立病院においては、その民間病院の状況などを踏まえつつ、「民間病院並みの効率性」の達成をめどとして、経営指標にかかわる数値目標を設定することが望ましい。その際、地域における民間病院との正確な比較対照が困難な場合には、全国的な民間病院の経営状況にかかわる統計を参照し、目標設定を行うことも考えられるとしている。

≪経営指標の目標設定及び評価に関する留意点≫
　各種の経営指標にかかわる数値は、各病院の経営状況などをわかりやすく表象するものとして、数値目標の設定や類似団体との比較に活用することが期待されるが、その前提となる各団体における事業運営の実態や会計処理実務が異なる場合、単一の指標のみを用いた分析が必ずしも妥当しないことも多いため、複数の指標を用いた複眼的・総合的な考察や評価が求められる点に留意すべきであるとしている。

≪目標達成に向けた具体的な取り組み≫
　前途した目標の達成に向けての具体的な取り組みには、以下のようなものがある。
　a)　民間的経営手法の導入
　　　(例)経営形態の見直し、PFI方式、民間委託の活用、等
　b)　事業規模・形態の見直し
　　　(例)過剰病床の削減、介護老人保健施設や診療所への転換、等
　c)　費の削減・抑制対策
　　　(例)職員給与体系の見直し、契約の見直し(長期契約や薬剤一括購入などによるスケールメリットの追求、競争性の導入)、等
　d)　収入増加・確保対策
　　　(例)医療機能に見合った診療報酬の確保、紹介率・逆紹介率の向上、未収金の管理強化、未利用財産の活用、医業外収益の増加、等
　　　　※特に人件費の抑制(年功序列型の給与体系の見直しなど)

≪留意事項≫

経営効率化にあたって特に留意すべき点は以下のとおりである。

a） 指定管理者制度導入団体における目標設定

当該公立病院の運営に指定管理者制度を導入している場合には、財務内容の改善にかかわる数値目標は、関係地方公共団体から指定管理者に対する財政支出の水準を掲げれば足りる。

b） 経営感覚に富む人材の登用など

病院事業の経営改革に強い意識を持ち、経営感覚に富む人材を幹部職員に登用（外部からの登用も含む）することが肝要。

c） 医師などの人材の確保

医師・看護師などの医療スタッフの人材確保に資するためにも、勤務環境の整備などに特に意を払うべきである。

d） 病床利用率が特に低水準である病院における取り組み

一般病床及び療養病床の病床利用率が概ね過去3年間連続して70％未満となっている病院においては、病床数の削減、診療所への転換などの抜本的な見直しを行うことが適当。

e） 民間病院と比較可能な形での財務情報の開示

当該公立病院に病院会計準則（平成16年8月19日付け厚生労働省医政局長通知）を適用した場合の病院別の財務情報を整備し、その積極的な開示に努めることが望ましい。

f） 施設・設備整備費の抑制など

当該施設・設備整備に要する経費を必要最小限度に抑制するよう努めることが適当であり、民間病院並みの水準の整備費により新増築・改築などが行われるよう特に留意すべきである。

②再編・ネットワーク化

公立病院などの再編・ネットワーク化については、2013（平成25）年度までに実現をめざすものとし、都道府県・関係市町村と協議を行い、当該二次医療圏などの単位で予定される公立病院などの再編・ネットワーク化の概要と当該公立病院において講じるべき措置について、その実施予定時期を含め、具体的な計画を明記しなければならない。その際、2008（平成20）年3月までに見直される都道府県の医療計画との整合性を図る必要があるとしている。

再編・ネットワーク化を検討するにあたっては、二次医療圏単位での経営主体の統合の推進、医師派遣にかかわる拠点病院の整備または連携、病院機能の再編及び病院・診療所間の連携体制に留意しなければならない。そのうえで、再編・ネットワーク化のパターン

として、地方独立行政法人化と指定管理者制度の導入を主眼として検討するよう4つのパターンを例示している。

再編・ネットワーク化の検討にあたっては、都道府県は都道府県医療審議会や地域医療対策協議会に部会を設けるなど、協議の場を設置して、庁内一体となっての推進体制の整備が必要であり、都道府県の主体的役割が強く求められている。都道府県は、関係者間の協議を行える体制を早急に整備する必要があるとしている。

以下は、再編・ネットワーク化にかかわる留意事項の概要である。

≪再編・ネットワーク化にかかわる留意事項≫
1） 二次医療圏などの単位での経営主体の統合の推進
　①新たな経営主体として地方独立行政法人（非公務員型）を設立し、当該法人の下に関係病院・診療所などを経営統合する。
　②関係病院・診療所の指定管理者として同一の医療法人や公的病院を運営する法人などを指定し、当該法人の下に一体的経営を図るなどの方策を盛り込む。
2） 医師派遣などにかかわる拠点機能を有する病院の整備
　　再編・ネットワーク化にかかわる計画策定に際しては、医師確保対策に資する観点から、基幹病院にその他の病院・診療所に対する医師派遣などの拠点機能が整備されるよう、特に留意すべきである。
3） 病院機能の再編成及び病院・診療所間の連携体制
　・病院間での機能の重複・競合を避け、相互に適切な機能分担が図られるよう、診療科目などの再編成に取り組む。
　・再編後における基幹病院とそれ以外の病院・診療所との間の連携体制の構築について特に配慮することが適当である。

③経営形態の見直し
　経営形態の見直しが所期の効果を上げるためには、人事・予算などにかかわる実質的な権限が新たな経営責任者に付与され、経営責任者において自律的な意思決定が行われる一方で、その結果に関する評価及び責任は経営責任者に帰することとするなど、経営に関する権限と責任を明確に一体化する運用が担保される必要があるとしている。

経営形態の見直しについては、前記の再編・ネットワーク化の方針にリンクして、2013（平成25）年度までに実現することを原則とし、移行計画の概要・移行スケジュール・移行時期を含めた具体的計画などの明記が求められている。経営形態の見直しを行ううえで最も重要な点は、経営権限と経営責任を一体化した運用体制が確保できる経営形態かどうかである。この観点から、公立病院改革ガイドラインでは地方公営企業法の全部適用・地方独立行政法人化（非公務員型）・指定管理者制度の導入・民間譲渡の4つの選択肢を示し

ている（表3-1）。
　さらに、当該病院の地域における最適な保健福祉サービスの提供を行ううえで、場合によっては病院事業から、診療所・老人保健施設や高齢者住宅事業などへの転換も含めて検討する必要がある。なお、「民間譲渡」以外については、引き続き公立病院にかかわるものと同等の地方財政措置が講じられる対象となる点に留意する必要があるとしている。
　加えて、公共施設などの建設・維持管理・運営などを民間の資金、経営能力及び技術的能力を活用して行う新しい手法としてPFI（Private Finance Initiative）が多くの自治体病院に導入されている。
　以下に、現行の地方公営企業法の一部適用も含め、経営形態の見直しにおける4つの選択肢について詳解する。

地方公営企業法の一部適用

　「地方公営企業法の一部適用」は、地方公営企業法の規定のうち、病院事業について特別に財務（予算、決算、契約など）に関する規定のみを適用し、その他は地方自治法の規定を適用する経営形態で、自治体が設置する企業として、地方自治法、地方公務員法などが適用される。
　病院は一般行政組織の一部門として位置付けられ、病院職員には、勤務時間に関して一般行政職員と同じ制度が適用される。自治体病院の基本的な経営形態であり、多くの自治体病院が、この経営形態を選択している。
　しかし一部適用では、病院のトップである病院長に対して、「人・金・物」に関する権限がほとんど与えられていない。したがって、権限のない病院長に経営責任を負わせることは困難である。不採算医療などに要する経費については自治体の一般会計から繰入れが行われている。
　2008（平成20）年度現在、自治体病院936病院中の64％に当たる596病院が一部適用である。前年度が722病院であったのに比べ、126の病院が一部適用の経営形態からはずれたことになる。

地方公営企業法の全部適用

　「地方公営企業法の全部適用」とは、地方公営企業法第2条第3項の規定により、病院事業に対し、財務規定などのみならず、同法の規定の全部を適用するものであり、自治体が設置する企業として、地方自治法、地方公務員法などが適用される。

表3-1　自治体病院の選択肢

地方公営企業法の全部適用	地方公営企業法第2条第3項の規定により、病院事業に対し、財務規定などのみならず、同法の規定の全部を適用するもの。事業管理者に対し、人事、予算、契約の締結などにかかわる権限が付与され、より自律的な経営が可能となることが期待されるが、経営の自由度拡大の範囲は地方独立行政法人化の場合に比べて限定的である。
地方独立行政法人 （非公務員型）	地方公共団体とは別の法人格を有し、理事長を経営責任者とする行政法人であり、地方公営企業法に定める事業をはじめ、公立大学や試験研究機関、社会福祉事業などを想定した制度となっている。 地方公共団体が直営で事業を実施する場合に比べ、たとえば予算・財務・契約、職員定数・人事などの面でより自律的・弾力的な経営が可能となり、権限と責任の明確化に資することが期待される。
指定管理者制度	地方自治法第244条の2第3項の規定により、法人その他の団体であって当該普通地方公共団体が指定するものに、公の施設の管理を行わせる制度であり、民間の医療法人など（日本赤十字社などの公的医療機関、大学病院、社会医療法人などを含む）を指定管理者として指定することで、民間的な経営手法の導入が期待されるものである。本制度の導入が所期の効果を上げるためには、 　①適切な指定管理者の選定に特に配意すること 　②提供されるべき医療の内容、委託料の水準など、指定管理者にかかわる諸条件について事前に十分に協議し相互に確認しておくこと 　③病院施設の適正な管理が確保されるよう、地方公共団体においても事業報告書の徴取、実地の調査などを通じて、管理の実態を把握し、必要な指示を行うこと などが求められる。
民間譲渡	公立病院において、使命である政策医療や地域医療を担う医療機能や人材、経営マインドがなく、経営健全化の見込みがない場合及び市町村合併による統廃合で廃止になる場合には、最終的な手段として民間にすべてを譲渡することが考えられる。 地域において必要な医療は公・民の適切な役割分担により提供されるべきものであり、「民間にできることは民間に委ねる」という考え方に立てば、地域の医療事情から見て公立病院を民間の医療法人などに譲渡し、その経営に委ねることが可能な地域にあっては、これを検討の対象とすべきである。
PFI （Private Finance Initiative）	公共施設などの建設・維持管理・運営などを民間の資金、経営能力及び技術的能力を活用して行う新しい手法である。こうした手法を活用することにより、国や地方公共団体などが直接実施するよりも効率的かつ効果的に公共サービスを提供できる事業について実施する。

（筆者作成）

> 地方公営企業法　第２条
>
> 3　地方公共団体は、政令で定める基準に従い、条例（地方自治法（昭和二十二年法律第六十七号）第二百八十四条第一項の一部事務組合又は広域連合にあっては、規約）で定めるところにより、その経営する企業に、この法律の規定の全部又は一部を適用することができる。

　これにより事業管理者に対し、人事、予算、契約の締結などにかかわる権限が付与され、より自律的な経営が可能となることが期待される。しかし、経営の自由度拡大の範囲は地方独立行政法人化の場合に比べて限定的である。民間的経営手法の導入という所期の目的が十分に達せられるために制度運用上、事業管理者の実質的な権限と責任の明確化に特に注意を払う必要がある。全部適用によって所期の効果が達成されない場合、地方独立行政法人化など、さらなる経営形態の見直しに向け、ただちに取り組むことが適当である。

　不採算医療などに要する経費については、地方自治体の一般会計から繰入れが行われる。

　全部適用導入病院は、表3-2、表3-3のとおりである。また、全部適用にあたり、管理者に外部人材を適用した主な事例を表3-4に示す。

表3-2　全部適用を選択している病院

（平成20年度現在）

全自治体病院	936病院
全部適用	286病院（31%）

自治体病院の選択肢―公立病院改革ガイドラインに則った経営形態の見直し **1**

表3-3 地方公営企業法全部適用予定病院（全53病院）

都道府県名	団体名	病院名	予定時期
青森県	黒石市	黒石市国民健康保険黒石病院	平成22年
	五所川原市	国民健康保険五所川原市立西北中央病院	平成25年
	鰺ヶ沢町	鰺ヶ沢町立中央病院	平成25年
	公立金木病院組合	公立金木病院	平成25年
	一部事務組合下北医療センター	下北医療センターむつ総合病院	平成25年
宮城県	塩竈市	塩竈市立病院	平成22年
	涌谷町	涌谷町国民健康保険病院	平成22年
	大河原町外1市2町保健医療組合	みやぎ県南中核病院	平成24年
山形県	鶴岡市	鶴岡市立荘内病院	平成22年
	天童市	天童市民病院	平成22年
福島県	公立小野町地方綜合病院組合	公立小野町地方綜合病院	平成22年
茨城県	北茨城市	北茨城私立総合病院	平成25年
岩手県	奥州市	奥州市国保まごころ病院	平成24～25年
千葉県	千葉市	千葉市立青葉病院	平成23年
		千葉市立海浜病院	
神奈川県	平塚市	平塚市民病院	平成22年
	三浦市	三浦市立病院	平成22年
新潟県	見附市	見附市立病院	平成22年
	南魚沼市	南魚沼私立ゆきぐに大和病院	平成22年
富山県	富山市	富山市立富山市民病院	平成23年
長野県	佐久市	佐久市立国保浅間総合病院	平成22年
静岡県	掛川市	掛川市立総合病院	平成24年
	袋井市	袋井市立袋井市民病院	平成24年
愛知県	稲沢市	稲沢市民病院	平成22年
滋賀県	長浜市	市立長浜病院	平成22年
		長浜市立湖北病院	
大阪府	豊中市	市立豊中病院	平成24年
島根県	公立雲南総合病院組合	公立雲南総合病院	平成23年
山口県	美祢市	美祢市立病院	平成22年
		美祢市立美東病院	
香川県	高松市	高松市民病院	平成23年
		高松市国民健康保険塩江病院	
		高松市国民健康保険香川病院	
	さぬき市	さぬき市民病院	平成22年
	三豊総合病院組合	三豊総合病院	平成22年

愛媛県	宇和島市	市立宇和島病院	平成22年
		宇和島市立吉田病院	
		宇和島市立津島病院	
	八幡浜市	市立八幡浜総合病院	平成22年
高知県	いの町	いの町立国民健康保険仁淀病院	平成23年
	佐川町	佐川町立高北国民健康保険病院	平成22年
佐賀県	伊万里市	伊万里市立市民病院	平成23年
	有田町	有田共立病院	平成22年
	太良町	町立太良病院	平成22年
熊本県	八代市	国民健康保険八代市立病院	平成22～24年
	水俣市	国保水俣市立総合医療センター	平成22年
	山鹿市	山鹿市立病院	平成22年
	天草市	牛深市民病院	平成22年
		栖本病院	
		新和病院	
		河浦病院	
	球磨郡公立多良木病院連合	球磨郡公立多良木病院	平成22年
大分県	杵築市	杵築市立山香病院	平成23年

（出典：総務省「公立病院改革プラン策定状況等の調査結果（調査日：平成22年3月31日）」）

　表3-5、表3-6は、一部適用時の決算と全部適用移行後の決算を比較したものである。都道府県立病院については、いずれの病院においても、経常収支比率、病床利用率、医業収支比率ともに改善しているのがわかる。市町村立病院については、長野県波田町の波田総合病院は改善されているが、その他は職員給与費対医業収益比率が大きく増加し、経常収支比率、病床利用率、医業収支比率が減少するなど、改善は見られていない。

≪全部適用のメリット≫

◆事業管理者を設置し、事業管理者に広範な権限を与え、経営責任を明確化することができる。

◆一部適用のときは知事の権限であった人事権、給与決定権、契約締結権などが事業管理者に付与され、意思決定の柔軟性と迅速化が図られる。

◆人事権においては、病院独自で採用を行うことができるほか、病院内の人事異動や組織改編は事業管理者の権限で自由に行うことができる。

◆給与決定権においては、「同一又は類似の職種の国及び地方公共団体の職員並びに民間事業の従事者の給与を考慮する。当該地方公営企業の経営の状況などを考慮する」といった規定があり、病院の経営状況を反映した給与制度の導入が可能である。

自治体病院の選択肢―公立病院改革ガイドラインに則った経営形態の見直し ❶

表3-4　全部適用にあたり管理者に外部人材を登用した主な事例

1．都道府県・政令市

都道府県名	団体名	適用年月	管理者の外部登用
埼玉県	埼玉県	平成14年4月	県外の自治体病院長を起用
福島県	福島県	平成16年4月	県立医科大学の学長を起用
長崎県	長崎県	平成16年4月	国立病院の病院長を起用
神奈川県	神奈川県	平成17年4月	県外私立大学附属病院の副本部長を起用
神奈川県	横浜市	平成17年4月	県外大学の常務理事を起用
神奈川県	川崎市	平成17年4月	県外の病院事業管理者を起用
徳島県	徳島県	平成17年4月	県外市立病院の病院長を起用
大分県	大分県	平成18年4月	県外の財団法人の会長を起用
青森県	青森県	平成19年4月	国立病院の病院長を起用
愛知県	名古屋市	平成20年4月	県内市立大学の教授を起用

（出典：総務省「経営形態見直し方針決定病院（新規分）一覧」（平成21年度）より筆者作成）

2．市町村

都道府県名	団体名	適用年月	管理者の外部登用
岡山県	岡山市	平成12年7月	民間病院の管理者に委嘱
北海道	函館市	平成18年4月	道内の大学理事・副学長を起用
徳島県	徳島市	平成18年4月	県内の公的病院の副院長を起用
岩手県	盛岡市	平成19年4月	県内私立医科大学の助教授を起用
広島県	世羅中央病院企業団	平成19年4月	県内大学の名誉教授を起用
秋田県	大館市	平成20年4月	県外大学の教授を起用
東京都	町田市	平成21年4月	元新聞記者を起用

（出典：総務省「経営形態見直し方針決定病院（新規分）一覧」（平成21年度）より筆者作成）

≪地方独立行政法人や指定管理者制度と比較した場合のデメリット≫

◆契約締結権が知事から事業管理者に移るものの、複数年契約には一定の制限がある。
◆意思決定は迅速化できる面もあるが、条例の変更や予算の承認など、議会の議決を要する点においては、一部適用と変わらない面もある。
◆地方自治法、地方公務員法の適用を受けるため、民間的経営手法の導入には一定の制限がある。

第3章 自治体病院と医療法人の選択肢

表3-5 全部適用移行病院の経営状況（都道府県立）

(単位：％)

	（大分県）大分県立病院 平成18年度移行		（千葉県）精神科医療センター 平成16年度移行		（長崎県）島原病院 H16年度移行	
	平成18年度決算（移行後、1年経過）	平成16年度決算（一部適用時）	平成18年度決算（移行後、3年経過）	平成15年度決算（一部適用時）	平成18年度決算（移行後、3年経過）	平成15年度決算（一部適用時）
経常収支比率	97.6	96.8	116.3	114.4	96.0	92.0
職員給与費対医業収益比率	48.2	51.2	77.5	92.2	56.6	59.2
病床利用率	89.3	85.0	97.0	96.2	95.3	93.9
医業収支比率	93.5	91.1	81.5	76.8	90.6	87.8
材料費対医業収益比率	27.8	28.3	22.6	17.0	23.9	24.2

（出典：総務省「地方公営企業年鑑」より筆者作成）

表3-6 全部適用移行病院の経営状況（市町村立）

(単位：％)

	（埼玉県草加市）草加市立病院 平成16度移行		（長野県波田町）波田総合病院 平成17年度移行		（長野県佐久穂町）佐久穂町立千曲病院 平成17年度移行	
	平成17年度決算（移行後、2年経過）	平成15年度決算（一部適用時）	平成18年度決算（移行後、2年経過）	平成16年度決算（一部適用時）	平成18年度決算（移行後、2年経過）	平成16年度決算（一部適用時）
経常収支比率	70.4	95.3	100.1	95.1	97.0	101.6
職員給与費対医業収益比率	61.3	54.4	51.4	50.7	57.5	49.7
病床利用率	58.2	90.2	88.4	81.0	81.2	86.2
医業収支比率	68.5	97.8	100.3	94.3	98.0	101.8
材料費対医業収益比率	20.2	17.7	20.2	21.1	25.2	24.5

（出典：総務省「地方公営企業年鑑」より筆者作成）

地方公営企業法全部適用病院事例 （経常損益が黒字の事例）

(出典：総務省「公立病院経営改善事例集」効率病院経営改善事例など実務研究会、平成22年1月)

≪国民健康保険藤沢町民病院（岩手県東磐井郡藤沢町）≫

地域包括ケアの実践により平均在院日数を短縮化するとともに、高性能医療機器の整備により高度な検査を実施。特に訪問診療を積極的に実施している。

- ■昭和57年　藤沢町立国民健康保険藤沢診療所開設
  平成5年　国民健康保険藤沢町民病院開設
  平成17年　地方公営企業法全部適用
- ■診療科目：内科、外科、整形外科、小児科
- ■許可病床数：54床（一般54床）
- ■体制など：看護基準13：1、救急告示（輪番制）、不採算地区病院
- ■開連施設：介護老人保健施設、特別養護老人ホーム、デイサービスセンター、高齢者グループホーム、訪問看護ステーション、居宅介護支援事業所

設立当初から、高齢化社会を支えるため、保健・医療・福祉が連携した総合的なサービスを提供する中核的な医療機関として位置付けられるとともに、隣接する施設や機能は年々拡充され、現在、関連施設は介護老人保健施設、特別養護老人ホーム、デイサービスセンター、高齢者グループホーム、訪問看護ステーション、居宅介護支援事業所が設置されている。

これら医療機能と介護機能をさらに一体的に効率的に運営し、経営基盤の強化も図るため、2005（平成17）年に関連6施設の事業と統合し、地方公営企業法の全部適用となった。

・経営の状況

〔経常損益の状況〕　　　　　　　　　　　　（単位：百万円）

区　分	平成18年度	平成19年度	平成20年度
経常収益	1,173	1,165	1,161
経常費用	1,190	1,152	1,148
経常損益	△17	13	13
繰入金	90	88	98

病院事業単位での経常損益は、1994（平成6）年度に続き2003（平成15）年度に300万円、2006（平成18）年度に1,700万円の赤字となったが、関連6施設も含めると開院翌年度の1994（平成6）年度に5,800万円の赤字となったほかは、黒字経営を続けている。

一般会計からは、地方交付税の算定基準を参考に繰入れている。

第3章　自治体病院と医療法人の選択肢

・収入の確保対策

〔入院・外来の状況〕

区　分		平成18年度	平成19年度	平成20年度	類似規模病院 20年度全国平均
入院	病床利用率（％）	80.2	84.2	84.4	68.0
	患者収入/人・日（千円）	25.3	25.4	24.4	20.6
	一般病床平均在院日数（日）	20.2	16.9	16.6	24.7
外来	患者収入/人・日（千円）	13.7	14.4	15.0	7.5

　2008（平成20）年度の入院患者1人1日当たり診療収入は24.4千円で、類似規模病院の全国平均20.6千円よりも、3.8千円高い。これは、平均在院日数が16.6日と、類似規模病院の24.7日に比べ8.1日も短いことによる面が大きい。病床利用率を2006（平成18）年度80.2％から2008（平成20）年度84.4％と上昇させながらも、平均在院日数を2006（平成18）年度20.2日から2008（平成20）年度16.6日へ短縮しているのは、在宅医療の提供や介護施設との連携など地域包括ケアを行っていることによる。

地方独立行政法人

　「地方独立行政法人」とは、地方自治体とは別の法人格を有し、理事長を経営責任者とする行政法人である。

　地方独立行政法人は、「行政が直接提供する必要はないものの、民間に委ねた場合に必ずしも実施されないおそれがある場合に、地方自治体とは独立した法人格を持つ地方独立行政法人にサービスの提供を委ねる制度」であり、地方公営企業法に定める事業をはじめ、公立大学や試験研究機関、社会福祉事業などを想定した制度となっている。

　法人の性格や業務内容によって公務員身分が必要な場合には特定地方独立行政法人（公務員型）を設立することができるが、特にそのような条件に合致しない場合は一般地方独立行政法人（非公務員型）を設立することとなる。

　地方公共団体が直営で事業を実施する場合に比べ、たとえば予算・財務・契約、職員定数・人事などの面でより自律的・弾力的な経営が可能となり、権限と責任の明確化に資することが期待される。ただし、この場合、設立団体からの職員派遣は段階的に縮減を図るなど、実質的な自律性の確保に配慮することが適当である。

　現在、一部事務組合方式により設置されている病院で、構成団体間の意見集約と事業体としての意思決定の迅速・的確性の確保に課題を有している場合には、地方独立行政法人方式への移行について積極的に検討すべきである。

　不採算医療などに要する経費については、法人の設立団体である地方自治体が負担して

いる。

地方独立行政法人化を適用している病院は、表3-7のとおりである。

表3-7　地方独立行政法人化を適用している病院

11法人　22病院で導入（平成21年10月現在）

1．都道府県・政令市

都道府県名	公務員型	非公務員型
宮城県		1
山形県		2
秋田県		2
東京都		2
静岡県		3
大阪府	5	
兵庫県		2
岡山県	1	

公務員型　：　6病院（2法人）
非公務員型　：　12病院（6法人）

第3章　自治体病院と医療法人の選択肢

都道府県名	団体名	地方独立行政法人名	開始年度	病院名	病床数	備考
宮城県	宮城県	地方独立行政法人宮城県立こども病院	平成18	こども病院	160	非公務員型
大阪府	大阪府	地方独立行政法人大阪府立病院機構	平成18	急性期・総合医療センター	768	公務員型
				呼吸器・アレルギー医療センター	640	
				精神医療センター	472	
				成人病センター	500	
				母子保健総合医療センター	363	
岡山県	岡山県	地方独立行政法人岡山県精神科医療センター	平成19	精神科医療センター	249	公務員型
山形県	山形県・酒田市	地方独立行政法人山形県・酒田市病院機構	平成20	日本海総合病院	528	非公務員型
				酒田医療センター	400	非公務員型
秋田県	秋田県	地方独立行政法人秋田県立病院機構	平成21	脳血管研究センター	132	非公務員型
				リハビリテーション・精神医療センター	300	
東京都	東京都	地方独立行政法人東京都健康長寿医療センター	平成21	老人医療センター	579	非公務員型
				老人総合研究所（附帯事業）	-	
静岡県	静岡県	地方独立行政法人静岡県立病院機構	平成21	総合病院	720	非公務員型
				こころの医療センター	280	
				こども病院	279	
兵庫県	神戸市	地方独立行政法人神戸市民病院機構	平成21	医療センター中央市民病院	912	非公務員型
				医療センター西市民病院	358	

（出典：総務省「経営形態見直し方針決定病院（新規分）一覧」〈平成21年度〉より筆者作成）

2．市町村

都道府県名	公務員型	非公務員型
三重県	0	2
長崎県	0	1
沖縄県	0	1
非公務員型　：　4病院（3法人）		

自治体病院の選択肢―公立病院改革ガイドラインに則った経営形態の見直し ❶

都道府県名	団体名	地方独立行政法人名	開始年度	病院名	病床数	備考
長崎県	江迎町	地方独立行政法人北松中央病院	平成17	北松中央病院	278	非公務員型
沖縄県	那覇市	地方独立行政法人那覇市立病院	平成20	那覇市立病院	470	非公務員型
三重県	桑名市	地方独立行政法人桑名市民病院	平成21	桑名市民病院	234	非公務員型
				桑名市民病院分院	79	

（出典：総務省「経営形態見直し方針決定病院（新規分）一覧」〈平成21年度〉より筆者作成）

　表3-8は、2006（平成18）年に地方独立行政法人へ移行した大阪府立直営の5つの病院について、一部適用時の決算と地方独立行政法人移行後の決算を比較したものである。経常収支比率、病床利用率、医業収支比率ともに増加し、職員給与費対医業収益比率、材料費対医業収益比率ともに減少するなど全体的に改善しているのがわかる。

表3-8　地方独立行政法人移行病院の経営状況

（単位：％）

	2007（平成19）年度決算（平成18年地方独法移行後、2年経過）	2004（平成16）年度決算（一部適用時）
経常収支比率	100.2	95.1
職員給与費対医業収益比率	70.4	73.9
病床利用率	83.8	81.2
医業収支比率	77.0	77.7
材料費対医業収益比率	29.3	30.0

（出典：平成16年度決算については総務省「地方公営企業年鑑」の大阪府立直営の5つの病院〈急性期・総合医療センター、呼吸器・アレルギー医療センター、精神医療センター、成人病センター、母子保健総合医療センター〉データより算出、筆者作成）
（出典：平成19年度決算については、大阪府立病院機構ホームページ掲載データより算出、筆者作成）

≪地方独立行政法人のメリット≫
◆知事が理事長及び監事を選任するほかは法人の一切の権限は理事長に付与されるため、理事長は地方公営企業法の全部適用と比べてより広範な権限を有することになり、権限と責任の明確化が図られる。
◆職員の採用に関しては、公務員定数から外れることになり、理事長の権限で公務員制度にとらわれない柔軟で迅速な採用が可能である。また、人事異動や組織の配置も当然、理事長の権限で可能である。移行の際は、職員は退職せず、そのまま法人の職員となり、加入している共済組合なども継続可能であるなど、病院で働く職員が滞りな

く移行できる制度となっている。
◆給与の決定については、一般地方独立行政法人（非公務員型）においては、病院の経営成績に基づいて決定することができ、公務員制度の影響を受ける特定地方独立行政法人よりも柔軟な運用が可能である。また、多彩な勤務形態や勤務時間に応じた給与の運用が可能となる点も、スタッフの確保を図るうえで柔軟性がある。
◆契約についても、地方公営企業法の適用と違い、複数年契約が可能である。
◆中期目標や中期計画が議会で承認されると、年次計画や予算の執行は法人の裁量で行えるため、意思決定において迅速性が発揮しやすくなっている。
◆地方独立行政法人の業務は、自治体に設置する評価委員会において評価を受けることになり、評価委員会が法人の業務実績が思わしくないと判断したときは、自治体に意見を述べることにより、一定の監視の役割を果たすことになる。また、目標管理制度の導入や、中期目標を達成するための中期計画、年度計画の策定なども義務付けられており、情報の透明性と合わせて、経営状況が広く公開されることになる。

≪全部適用や指定管理者制度と比較した場合のデメリット≫
◆人事給与制度の病院単独での運用にかかわる経費、財務会計制度の変更に対応するシステム開発が初期投資として必要となる。
◆人事給与制度を病院単独で運用するため、管理部門を拡充する必要があり、それに伴う経費が発生するほか、雇用保険料、役員報酬など経常的な費用が発生する。

地方独立行政法人移行病院事例

（出典：総務省「公立病院経営改善事例集」効率病院経営改善事例など実務研究会、平成22年1月）

≪地方独立行政法人岡山県精神科医療センター≫
　精神科単科の病院が地方独立行政法人化により、県民ニーズに沿った政策的医療の実施や必要となるスタッフの大幅増員など、医療の質と採算性の向上に資する運営が可能となったことなどから、経営状況が大きく改善した。

■昭和32年　岡山県立岡山病院精神科開設
　平成19年　地方独立行政法人岡山県精神科医療センター開設
■診療科目：精神科、児童精神科
■許可病床数：252床（精神252床）
■体制など：看護基準13：1、精神科救急輪番制病院、心身喪失者等医療観察法指定入院医療機関

　政策的な医療の提供に合わせて、公的使命をより効率的かつ効果的に果たし、医療現場における県民ニーズに沿った素早い対応と質の向上を図るために、当病院自身の発案によ

り地方独立行政法人化が検討され、2007（平成19）年4月に地方独立行政法人岡山県精神科医療センターに移行し、県内精神科医療の中核病院として民間病院では対応が困難な分野など政策的医療を担っている。

・経営の状況

〔経常損益の状況〕　　　　　　　　　　　　　　　　　　　　　　　　　　　　　（単位：百万円）

区分		変更前	変更後		平成20年度－平成18年度		平成20年度／平成18年度
		平成18年度	平成19年度	平成20年度			
経常収益		1,956	2,839	3,286	1,330	入院収益1,030	168%
経常費用		1,944	2,429	2,626	682	職員給与費385	135%
経常損益		12	410	660	648	―	―
	繰入金	527	603	660	133	―	―
経常収支比率（%）		100.6	116.9	125.1	24.5ポイント	―	―

※平成19年度、20年度の繰入金額の値は、運営費負担金などの値である。

　一般に精神科の診療報酬は他の診療科の診療報酬に比べて低く、精神科単科の公立病院は採算性が厳しいといわれているが、当病院の経常損益は移行直前の2006（平成18）年度は12百万円、地方独法化初年度（2007〈平成19〉年度）は410百万円、翌年度は660百万円と黒字が増加している。

　県からは、地方独法化前と同じく地方財政計画の精算を参考に運営費負担金などが交付されている。

・収入の確保対策

　収入面では、地方独法化直前（2006〈平成18〉年度）と2008（平成20）年度の経常収益を比べると、1,330百万円増加しており、そのうち入院収益は1,030百万円と増加額の77%を占めている。

　病床利用率を見ると、2006（平成18）年度から順に90.8%、94.2%、94.6%と上昇しており、入院患者1人1日当たり診療収入も17.5千円、20.8千円、24.9千円と増加している。

　外来収益についても、1日平均外来患者数が2006（平成18）年度から順に199人、215人、238人と増加していることが増収につながっている。

　収益が改善した大きな要因は、地方独法化により職員が県の人事管理から離れ、職員定数外となり、採算性勘案の上で必要なスタッフを必要なだけ揃えることができるようになったことにある。これにより、ニーズはあるものの民間では対応が難しい政策的な医療（救急、児童思春期など）の提供が可能となり、種々の診療報酬加算を取得した。

〔入院・外来の状況〕

区　分		変更前 平成 18年度	変更後		平成20年度－ 平成18年度
			平成 19年度	平成 20年度	
入院	入院収益（百万円）	1,139	1,671	2,169	1,030
	病床利用率（％）	90.8	94.2	94.6	3.8
	患者収入／人・日（千円）	17.5	20.8	24.9	7.4
外来	外来収益（百万円）	263	304	336	73
	1日平均患者数（人）	199	215	238	39
	患者収入／人・日（千円）	5.4	5.8	5.8	0.4

指定管理者制度

「指定管理者制度」とは、地方自治法第244条の2第3項の規定により、法人その他の団体であって当該普通地方公共団体が指定するものに、公の施設の管理を行わせる制度であり、民間の医療法人など（日本赤十字社などの公的医療機関、大学病院、社会医療法人などを含む）を指定管理者として指定することで、民間的な経営手法の導入が期待されるものである。

本制度の導入が所期の効果を上げるためには、

a）　適切な指定管理者の選定に特に配意すること。
b）　提供されるべき医療の内容、委託料の水準など、指定管理者にかかわる諸条件について事前に十分に協議し相互に確認しておくこと。
c）　病院施設の適正な管理が確保されるよう、地方公共団体においても事業報告書の徴取、実地の調査などを通じて、管理の実態を把握し、必要な指示を行うこと。

などが求められる。

なお、本制度を導入する場合、同条第8項に規定する利用料金制度を併せて採用すれば、診療報酬が地方公共団体を経由せず、直接指定管理者に収受されることとなる。

不採算医療などに要する経費については、指定管理者の支払う委託料や補助金などにより担保する。

指定管理者制度を適用している病院は、表3-9のとおりである。

郵便はがき

101-8791

529

(受取人)
東京都千代田区神田岩本町
四—一四
神田平成ビル

株式会社 **日本医療企画** 営業本部 行

料金受取人払郵便

神田支店承認

2294

差出有効期間
平成24年4月
19日まで切手
はいりません

フリガナ
お名前

　　　　　　　　　　　(男・女)　年齢　　　歳

ご住所　　　　　　　　(〒　　　　　)

　　　　　　　　　　　お電話　(　　)
e-mail：　　　　　　　ＦＡＸ　(　　)

ご購入書店名　　　　　市・区・町　　　　　　　書店

□ 日本医療企画発行図書目録希望	●ご希望の方には無料で郵送いたしますので、□欄に✓印をしてください

医療経営士テキスト＿＿＿級　第＿＿＿巻　　□一般講座　　□専門講座
　　　　　　　　　　　　　※上記に「級」と「巻」をご記入ください
※中級については「一般講座」「専門講座」のいずれかにチェックを入れてください

『医療経営士テキスト』ご愛読者カード

★ご購読ありがとうございました。今後の出版企画の参考にさせていただきますので、ご記入のうえ、ご投函くださいますようお願いいたします。

● 本テキストを何でお知りになりましたか
1. マスコミの記事を見て（新聞・雑誌名　　　　　　　　　　　　　　　　　）
2. 広告を見て（新聞・雑誌名　　　　　　　　　　　　　　　　　　　　　　）
3. インターネットで（サイト名　　　　　　　　　　　　　　　　　　　　　）
4. 店頭で実物を見て
5. DMで　　6. その他（　　　　　　　　　　　　　　　　　　　　　　　　）

● あなたのご職業をお知らせください（お勤め先・役職等できるだけ詳しく）

□欄に✓印をしてください
□医療機関管理者　　□医療機関職員　　□製薬　　□卸　　□コンサルティング
□金融機関　　　　　□医療関連企業　　□研究者　　□学生
お勤め先（　　　　　　　　　　　　　　　　）役職（　　　　　　　　　　　　　　）

● 本テキストの内容等についてどう思われましたか
1. とても使いやすい　2. まあまあ使いやすい　3. 使いにくい

● 医療経営士養成講座を開催したら受講したいですか
1. 受講したい　　2. 受講したくない

上記の質問に「1. 受講したい」と回答した方にうかがいます
・養成講座について
1. 通学なら受講したい　　2. 通信なら受講したい

上記の質問に「2. 通信なら受講したい」と回答した方にうかがいます
1. e-ラーニングで学びたい　　2. DVD教材で学びたい
・養成講座開催の情報について
1. e-mailで受け取りたい　　2. FAXで受け取りたい　　3. 郵便で受け取りたい

● 弊社発行の『医療経営士ニュース』（無料）についてうかがいます
□購読を希望する　□購読を希望しない

● その他、本テキストをご覧になったご意見・ご感想をお聞かせください
　……………………………………………………………………………………………
　……………………………………………………………………………………………

● 本テキストシリーズで学習したいテーマはありますか
　……………………………………………………………………………………………
　……………………………………………………………………………………………

ご協力ありがとうございました。本カードにより取得したお名前、電話番号等の個人情報については、本目的以外での利用及び無断での第三者への開示は一切いたしません。
※なお、当社から各種ご案内（新刊・イベント）、読者調査等のご協力のお願いに使用させていただいてもよろしいですか。
□Yes　　□No

☆弊社ホームページ　　　　　　　　http://www.jmp.co.jp
☆医療経営士養成講座ホームページ　http://www.jmp.co.jp/mm/

自治体病院の選択肢―公立病院改革ガイドラインに則った経営形態の見直し

表3-9 指定管理者制度を適用している病院

54病院（53事業）で導入（平成21年3月現在）

1．都道府県・政令市

茨城県	1	兵庫県	1
神奈川県	3	広島県	1
静岡県	2	福岡県	1
福井県	1		

10病院（9団体）

都道府県名	団体名	開始年度	病院名	病床数	指定管理者	備考
福岡県	福岡県	平成17	県立精神医療センター太宰府病院	300	（財）医療・介護・教育研究財団	代行制
神奈川県	横浜市	平成17	みなと赤十字病院	584	日本赤十字社	代行制
神奈川県	川崎市	平成17	多摩病院	376	（学）聖マリアンナ医科大学	代行制
茨城県	茨城県	平成18	県立こども病院	115	社会福祉法人恩賜財団済生会	代行制
神奈川県	神奈川県	平成18	汐見台病院	225	（社）神奈川県医師会	代行制
福井県	福井県	平成18	すこやかシルバー病院	100	（財）痴呆性老人医療介護教育センター	代行制
静岡県	浜松市	平成18	県西部浜松医療センター	606	（財）浜松市医療公社	代行制
			リハビリテーション病院	180	（財）浜松市医療公社	代行制
兵庫県	兵庫県	平成18	県災害医療センター	30	日本赤十字社兵庫県支部	代行制
広島県	広島市	平成18	安芸市民病院	140	（社）広島市医師会	代行制

（出典：総務省「経営形態見直し方針決定病院（新規分）一覧」〈平成21年度〉より筆者作成）

第3章　自治体病院と医療法人の選択肢

2．市町村

北海道	2	新潟県	3	奈良県	1
青森県	1	長野県	1	島根県	1
宮城県	1	石川県	1	山口県	2
山形県	1	福井県	1	香川県	1
福島県	2	富山県	1	愛媛県	1
神奈川県	1	栃木県	1	福岡県	1
千葉県	2	岐阜県	1	長崎県	2
茨城県	2	静岡県	2	宮崎県	1
群馬県	2	愛知県	1	鹿児島県	2
山梨県	3	京都府	3		

46病院（44団体）

都道府県名	団体名	開始年度	病院名	病床数	指定管理者	備考
奈良県	奈良市	平成16	市立奈良病院	300	（社）地域医療振興協会	代行制
宮城県	黒川地域行政事務組合	平成17	公立黒川病院	170	（社）地域医療振興協会	代行制
福井県	公立丹南病院組合	平成17	公立丹南病院	199	（社）地域医療振興協会	代行制
京都府	福知山市	平成17	新大江病院	72	医療法人財団新大江病院	利用料金制※
長崎県	雲仙南島原保健組合	平成17	公立新小浜病院	150	特定医療法人三佼会宮崎病院	代行制
北海道	名寄市	平成18	名寄東病院	105	（社）上川北部医師会	代行制
青森県	一部事務組合下北医療センター	平成18	むつリハビリテーション病院	120	（社）むつ下北医師会	代行制
山形県	鶴岡市	平成18	湯田川温泉リハビリテーション病院	120	（社）鶴岡地区医師会	代行制
茨城県	東海村	平成18	東海村立病院	80	（社）地域医療振興協会	代行制
群馬県	吾妻広域町村圏振興整備組合	平成18	中之条病院	223	（社）吾妻郡医師会	代行制
群馬県	西吾妻福祉病院組合	平成17	西吾妻福祉病院	111	（社）地域医療振興協会	代行制
千葉県	柏市	平成18	柏病院	200	（財）柏市医療公社	代行制
神奈川県	横須賀市	平成18	うわまち病院	380	（社）地域医療振興協会	代行制
新潟県	さくら福祉保健事務組合	平成18	南部郷厚生病院	120	医療法人真仁会	代行制

自治体病院の選択肢─公立病院改革ガイドラインに則った経営形態の見直し❶

新潟県	上越市	平成18	上越地域医療センター病院	199	(社)上越医師会	代行制
新潟県	湯沢町	平成18	町立湯沢病院	90	(社)地域医療振興協会	代行制
石川県	加賀市	平成18	山中温泉医療センター	199	(社)地域医療振興協会	代行制
山梨県	山梨市	平成18	牧丘病院	30	(財)山梨厚生会	利用料金制
長野県	長野市	平成18	長野市民病院	300	(財)市保健医療公社	代行制
岐阜県	恵那市	平成18	市立恵那病院	199	(社)地域医療振興協会	利用料金制
静岡県	伊東市	平成18	伊東市民病院	250	(社)地域医療振興協会	代行制
静岡県	共立湊病院組合	平成18	共立湊病院	154	(社)地域医療振興協会	代行制
京都府	綾部市	平成18	綾部市立病院	206	(財)綾部市医療公社	代行制
京都府	精華町	平成18	国民保険病院	50	医療法人医仁会	利用料金制
山口県	周南市	平成18	新南陽市民病院	275	(財)周南市医療公社	代行制
山口県	下関市	平成18	豊浦病院	150	社会福祉法人恩賜財団済生会	代行制
香川県	三豊市	平成18	西香川病院	150	(社)三豊・観音寺市医師会	代行制
愛媛県	鬼北町	平成18	北宇和病院	100	社会福祉法人旭川荘	代行制
宮崎県	三股町	平成18	国民保険病院	40	(社)都城市北諸県郡医師会	代行制
鹿児島県	垂水市	平成18	垂水中央病院	126	(社)肝属郡医師会	代行制
鹿児島県	霧島市	平成18	医師会医療センター	254	(社)姶良郡医師会	代行制
北海道	むかわ町	平成19	むかわ町鵡川厚生病院	60	北海道厚生農業協同組合連合会	利用料金制
福島県	猪苗代町	平成19	町立猪苗代病院	65	(財)温和会	利用料金制
福島県	三春町	平成19	三春病院	86	(財)星総合病院	利用料金制
山梨県	甲州市	平成19	勝沼病院	51	(財)山梨厚生会	利用料金制
愛知県	東栄町	平成19	国保東栄病院	70	医療法人財団せせらぎ会	利用料金制
島根県	津和野町	平成19	津和野共存病院	99	石西厚生農業協同組合連合会	利用料金制
茨城県	小美玉市	平成20	国保中央病院	80	医療法人幕内会	利用料金制
千葉県	鋸南町	平成20	国保鋸南病院	71	医療法人財団鋸南きさらぎ会	利用料金制
栃木県	佐野市	平成20	佐野市民病院	258	医療法人財団青葉会	利用料金制
富山県	氷見市	平成20	氷見市民病院	368	(学)金沢医科大学	利用料金制
山梨県	上野原市	平成20	上野原市立病院	150	(社)地域医療振興協会	利用料金制
福岡県	飯塚市	平成20	飯塚市立病院	250	(社)地域医療振興協会	利用料金制
長崎県	大村市	平成20	市立病院	284	(社)地域医療振興協会	利用料金制

※利用料金制：公の施設の使用料について指定管理者の収入とすることができる制度。指定管理者の自主的な経営努力を発揮しやすくする効果が期待され、また地方公共団体及び指定管理者の会計事務の効率化が図られる。利用料金は、条例で定める範囲内（金額の範囲、算定方法）で、指定管理者が地方公共団体の承認を受けて定めることになる。また、指定管理者に利用料金を定めさせず、条例で利用料金を規定することも可能である。

（出典：総務省「経営形態見直し方針決定病院（新規分）一覧」〈平成21年度〉より筆者作成）

第3章 自治体病院と医療法人の選択肢

　表3-10、11は、一部適用時の決算と指定管理者制度移行後の決算を比較したものである。都道府県立病院については、兵庫県の災害医療センターは病床利用率が増加しているものの経常収支比率、医業収支比率はともに減少している。他の2病院については、経常収支比率、病床利用率、医業収支比率ともに改善している。市町村立病院については、

表3-10　指定管理者制度適用病院の経営状況（都道府県立）

(単位：％)

	（茨城県）茨城県立こども病院 平成18年度移行		（兵庫県）兵庫県災害医療センター 平成18年度移行		（福井県）福井県立すこやかシルバー病院 平成18年度移行	
	平成18年度決算（移行後、1年経過）	平成17年度決算（一部適用時）	平成18年度決算（移行後、1年経過）	平成17年度決算（一部適用時）	平成18年度決算（移行後、1年経過）	平成17年度決算（一部適用時）
経常収支比率	105.2	100.9	96.5	101.1	120.1	104.5
職員給与費対医業収益比率	2.4	—	3.5	5.6	—	—
病床利用率	79.1	74.1	88.7	88.3	85.9	84.7
医業収支比率	74.0	69.0	92.0	96.2	94.8	78.8
材料費対医業収益比率	—	—	—	—	—	—

(出典：総務省「地方公営企業年鑑」より筆者作成)

表3-11　指定管理者制度適用病院の経営状況（市町村立）

(単位：％)

	（神奈川県横須賀市）横須賀市立うわまち病院 平成18年度移行		（北海道名寄市）名寄東病院 平成18年度移行		（千葉県柏市）柏市立柏病院 平成18年度移行	
	平成18年度決算（移行後、1年経過）	平成17年度決算（一部適用時）	平成18年度決算（移行後、1年経過）	平成17年度決算（一部適用時）	平成18年度決算（移行後、1年経過）	平成17年度決算（一部適用時）
経常収支比率	100.7	100.6	101.9	107.6	100.0	106.3
職員給与費対医業収益比率	0.5	0.7	—	—	0.3	0.4
病床利用率	83.8	71.9	98.0	93.4	75.0	74.2
医業収支比率	95.5	95.9	103.7	109.1	92.5	105.5
材料費対医業収益比率	—	—	—	—	—	—

(出典：総務省「地方公営企業年鑑」より筆者作成)

いずれの病院も病床利用率は増加しているが、経常収支比率、医業収支比率がともに減少ないしは横ばいを示すなど、改善は見られていない。

≪指定管理者制度のメリット≫
◆設置者である自治体と、運営責任者である指定管理者の責任分担が明確になる。
◆指定管理者が病院運営を行うにあたっては、民間の経営手法が発揮され、効率的な運営が行われることが期待できる。

≪全部適用や地方独立行政法人と比較した場合のデメリット≫
◆地域医療に対する自治体の関与の度合いが相対的に低くなる。
◆地方公営企業法全部適用の場合は自治体の監査、地方独立行政法人の場合は評価委員会の監査がそれぞれあり、病院運営に一定の監視が行われるが、指定管理者の場合は監査が法定をされておらず、経営の透明性という点が低くなる。

指定管理者による公的施設運営――自治体病院の受け皿「社会医療法人」

　社会医療法人は、新医療法第42条の2に規定される公益性の高い医療サービスを提供する医療法人であり、一般的には地域医療の中核病院と位置付けられる。
　救急や小児・周産期医療などの「公益性の高い医療」はこれまで自治体病院に頼っていたが、慢性化する赤字体質や医師の偏在などから、自治体病院だけに依存してこれらの医療を維持していくことが困難となりつつあることから、自治体病院に代わって、地域医療の主役を担う医療法人として創設されたのが「社会医療法人」である。社会医療法人は地域で特に必要な救急医療等確保事業（救急医療、災害時医療、へき地医療、周産期医療、小児医療・小児救急医療など）の提供を担う新たな医療法人として位置付けられており、救急医療等確保事業に積極的に参加させることにより、良質かつ適切な医療を効率的に提供する体制の確保を図り、恒常的に赤字経営に陥っている自治体病院などの「受け皿」としての機能を果たすことが期待されている。
　社会医療法人の認定要件は、新医療法第42条の2第1項に定められており、同第2項において、都道府県知事が都道府県医療審議会の意見を聴いたうえで認定を行うこととされている。その認定要件は、特定医療法人の承認要件及び特別医療法人の認可要件を基礎としており、出資持分の放棄や、役員・社員・評議員などの同族要件は特定・特別医療法人とまったく同じとなっている。
　特定・特別医療法人と大きく異なる認定要件としては「救急医療等確保事業の実施の義務付け」と、社会医療法人債発行法人の場合における「公認会計士または監査法人の財務諸表監査の義務付け」である。
　指定管理者制度は多様化する市民ニーズにより効果的、効率的に対応するため、公の施

設の管理に民間のノウハウを活用しながら、市民サービスの向上と経費の節減を図ることを目的に、2003(平成15)年6月の地方自治法改正により創設されたものである。地方公共団体が設置する市民が使用する公の施設については、地方自治法の規定に基づき、各地方公共団体の指定を受けた「指定管理者」が、その管理を代行することができるとされている。この制度が導入されたことにより、これまで公共的な団体などに限定されていた公の施設の管理運営を民間事業者も含めた幅広い団体にも委ねることができるようになった。

医療法上、開設者が病院の運営そのものを委託することは想定されていないが、「地方自治法に基づく指定管理者制度の活用に際しての留意事項について(平成15年11月21日医政総発第1121002号厚生労働省医政局総務課長通知)」により、病院においても指定管理者制度に基づき運営を委託することが可能であるとされ、2006(平成18)年の第5次医療法改正により「指定管理者制度」が医療法に明文化されたのである。

> **医療法　第6章　医療法人**
> 第42条　医療法人は、その開設する病院、診療所又は介護老人保健施設(当該医療法人が地方自治法〈昭和22年法律第67号〉第244条の2第3項に規定する指定管理者として管理する公の施設である病院、診療所又は介護老人保健施設〈以下「指定管理者として管理する病院等」という。〉を含む。)の業務に支障のない限り、定款又は寄附行為の定めるところにより、次に掲げる業務の全部又は一部を行うことができる。
>
>> 地方自治法
>> 第244条の2
>> 3　普通地方公共団体は、公の施設の設置の目的を効果的に達成するため必要があると認めるときは、条例の定めるところにより、法人その他の団体であって当該普通地方公共団体が指定するもの(以下本条及び第244条の4において「指定管理者」という。)に、当該公の施設の管理を行わせることができる。

指定管理者制度の趣旨は「運営」において民間のノウハウを活用することであり、指定管理者は、当該病院がその役割を確実に果たせるよう、持てるノウハウをすべてつぎ込み病院の運営にあたり、その結果である事業成果を明らかにしなければならない。一方、地方公共団体は、公設の医療機関として果たすべき役割や病院のあるべき姿など、病院経営の根幹をなす事項について責任を負うのである。

今後は「社会医療法人」と「公的医療機関」の両者が効率的な経営を行いながら、競争あるいは協力し合い、「患者本位」の経営をめざしていくことが重要であり、民間非営利組

自治体病院の選択肢―公立病院改革ガイドラインに則った経営形態の見直し **1**

織のガバナンスを確保する「社会医療法人」には、地域と一体となり得る透明性の確保が想定され、自治体病院再編の切り札となることが期待されている。

しかし、2010（平成22）年6月1日現在、全国に約45,000法人ある医療法人のうち社会医療法人の認定数は99法人と極めて少なく、その内訳は、救急医療85病院、精神救急医療12病院、小児救急医療10病院、災害医療6病院、周産期医療2病院、へきち医療5病院（1法人が複数の救急医療等確保事業を行っている場合があるため、合計は99法人にはならない）となっている。2008（平成20）年4月現在、指定管理者制度を適用している43団体（44病院）の中に社会医療法人はなく、自治体病院の受け皿にはまだなり得ていないのが現状である。その原因として、認定要件の厳しさが考えられる。

厚生労働省は、社会医療法人が救急医療等確保事業の用に供する病院及び診療所にかかわる非課税措置の創設〔固定資産税、都市計画税、不動産取得税〕、社会医療法人などが設置する医療関係者の養成所、社会福祉施設などにかかわる地方税の非課税措置の創設〔固定資産税、都市計画税、不動産取得税〕などの税制優遇の拡充により、社会医療法人への移行を促進し、2013（平成25）年には200法人に増やす計画を示している。社会医療法人は、病院経営の効率性も高く、産科や小児科、救急など、医師不足が深刻となっている診療科の実施が義務付けられており、公共性も確保できることから、地域中核病院として育成し、地域医療の崩壊を食い止めるものになるとの期待度は高い。

指定管理者制度導入病院事例

（出典：総務省「公立病院経営改善事例集」効率病院経営改善事例など実務研究会、平成22年1月）

≪公立黒川病院≫

医師不足などによる危機的な経営状況に対応するため、経営形態を公設民営化に変更し、医療スタッフを確保（常勤医師：2004〈平成16〉年度7人→2008〈平成20〉年度12人）したことなどにより、患者数が大幅に増加し、経営状況が改善した。

■1956（昭和31）年　4町村の一部事務組合立病院として、公立黒川病院開設
　1997（平成9）年　移転新築
　2005（平成17）年　指定管理者（社団法人地域医療振興協会）制度の導入〔代行制〕
■診療科目：内科、小児科、外科、整形外科、産婦人科、リハビリテーション科など
■許可病床数：170床（一般110床、療養60床）
■体制など：看護基準10：1（一般）、15：1（回復期）、救急告示・へき地医療拠点病院
■附帯施設：訪問看護ステーション、通所リハビリテーションセンター、居宅介護支援事業所

1997（平成9）年の病院移転新築のころから、医師の確保難や医療サービス（医療機関）

の競合などにより年々患者数が減少するのに加え、高額な減価償却費が負担となり経営状況が悪化し、資金不足と不良債務発生が常態化するなど、病院経営は危機的な状態となった。

2004（平成16）年度には医師数は7人まで減少し、病床利用率も38.0％まで落ち込み、3億円程度を繰入れてもなお、経常損益は4億円を超える赤字を計上するに至り、不良債務は10億円を超えた。

こうした医師不足などによる経営難に対する再生策として、公設民営化を選択した。移行後、地域医療振興協会が対応することとなり、その結果、2008（平成20）年度には常勤勤務医は12人、看護師や医療スタッフなど全職員数も2004（平成16）年度の82人から2008（平成20）年度には172人と倍増した。また、2006（平成18）年度からは療養病床を60増床するなど、ソフト・ハードの両面で診療体制が充実した。

・経営の状況

〔経常損益の状況〕（一部事務組合病院事業会計ベース）　　　　　　　　　　　　　　　　（単位：百万円）

区　分	変更前	変更後				平成20年度/平成16年度
	平成16年度	平成17年度	平成18年度	平成19年度	平成20年度	
経常収益	1,289	1,467	1,640	2,018	2,245	174％
経常費用	1,741	1,560	1,502	2,066	2,375	136％
経常損益	△452	△93	138	△48	△130	29％
繰入金	322	210	212	207	218	-

※当該値は、附帯事業を含んだ値である。

移行前の2004（平成16）年度と直近の2008（平成20）年度の経営状況を一部事務組合病院事業会計ベースで比べてみると、経常収益は1.7倍程度増えている。また、2006（平成18）年度に療養病棟の増築などがあったものの、経常費用は1.4倍程度の伸びに抑えられており、繰入金が1億円程度減額している中で、経常損益は3億円程度改善している。

なお、構成団体からは2008（平成20）年度、地方財政計画の積算を参考に一部事務組合病院事業会計に218百万円繰入れている。

・収入の確保対策

〔入院の状況〕

区　分	変更前	変更後				
	平成16年度	平成17年度	平成18年度	平成19年度	平成20年度	
入院収益（百万円）	384	635	747	975	1,149	平成20年度/平成16年度299％
病床利用率（％）	38.0	63.7	63.4	64.0	69.9	平成18年度 110床→170床
1日平均入院患者数（人）	42	70	89	109	119	平成20年度/平成16年度283％

　指定管理者制度への移行前は一般病床110床であったが、移行後の2006（平成18）年10月、指定管理者の資金により療養病床60床を増床し、2008（平成20）年1月、療養病床を回復期リハビリテーション病床に転換した。

　この結果、入院患者数が大幅に増加した。かつては100人程度であった1日平均入院患者数が、移行直前の2004（平成16）年度は42人と減少していたが、2008（平成20）年度には119人と3倍近い増加となった。入院収益は1,149百万円と、移行前の384百万円に比べて、765百万円の増加となった。これは診療体制の充実に伴う効果とされている。なお、療養病床は、指定管理者から開設者へ寄附された。

民間譲渡

　公立病院において、使命である政策医療や地域医療を担う医療機能や人材、経営マインドがなく、経営健全化の見込みがない場合及び市町村合併による統廃合で廃止になる場合には、最終的な手段として民間にすべてを譲渡することが考えられる。

　地域において必要な医療は公・民の適切な役割分担により提供されるべきものであり、「民間にできることは民間に委ねる」という考え方に立てば、地域の医療事情から見て公立病院を民間の医療法人などに譲渡し、その経営に委ねることが可能な地域にあっては、これを検討の対象とすべきである。

　ただし、公立病院が担っている医療は採算確保に困難性を伴うものを含むのが一般的であり、こうした医療の提供が引き続き必要な場合には、民間譲渡にあたり相当期間の医療提供の継続を求めるなど、地域医療の確保の面から譲渡条件などについて譲渡先との十分な協議が必要である。

　民間譲渡を実施した病院は、表3-12のとおりである。

表3-12　民間譲渡を実施した病院

平成14年～20年に、16事業20病院で実施

1．都道府県・政令市

都道府県名	団体名	移譲年度	病院名	病床数	移譲先
北海道	北海道	平成14	札幌北野病院	130	厚生連
福岡県	北九州市	平成14	戸畑病院	181	医療法人共愛会
東京都	東京都	平成16	大久保病院	304	(財)東京都保健医療公社
福岡県	福岡県	平成17	朝倉病院	150	(社)甘木朝倉医師会
福岡県	福岡県	平成17	遠賀病院	300	(社)遠賀中間医師会
長崎県	長崎県	平成17	成人病センター多良見病院	170	日本赤十字社
東京都	東京都	平成18	荏原病院	506	(財)東京都保健医療公社
沖縄県	沖縄県	平成18	県立南部病院	250	医療法人友愛会
福島県	福島県	平成19	県立リハビリテーション飯坂温泉病院	191	(財)脳神経疾患研究所
福岡県	福岡県	平成19	嘉穂病院	200	社会福祉法人恩賜財団済生会
福岡県	福岡県	平成19	柳川病院	210	(財)医療・介護・教育研究財団

(出典：総務省「経営形態見直し方針決定病院(新規分)一覧」〈平成21年度〉より筆者作成)

2．市町村

都道府県名	団体名	移譲年度	病院名	病床数	移譲先
山梨県	石和町(現笛吹市)	平成14	国保峡東病院	100	医療法人康麓会
徳島県	鳴門市	平成16	板東病院	20	医療法人板東診療所
大分県	佐賀関町	平成16	国保病院	123	医療法人関愛会
新潟県	巻町(現新潟市)	平成17	巻町国民健康保険病院	165	医療法人社団白美会
岡山県	岡山市	平成17	吉備病院	60	社会福祉法人恩賜財団済生会
茨城県	茨城町	平成18	国保病院	38	医療法人桜丘会
愛媛県	松山市	平成19	中島病院	50	医療法人友朋会
宮城県	公立深谷病院企業団	平成19	公立深谷病院	171	医療法人啓仁会
福岡県	飯塚市	平成20	穎田病院	96	医療法人博愛会

(出典：総務省「経営形態見直し方針決定病院(新規分)一覧」〈平成21年度〉より筆者作成)

≪民間譲渡のメリット及びデメリット≫

　公共の財政負担が解消されるメリットはあるが、公立病院が担ってきた政策医療、地域医療は、民間といえども採算性の確保が難しい面があり、地域でこうした医療の提供が引き続き必要な場合は、譲渡先との十分な協議が必要である。

3　経営形態の比較

　近年、地方公営企業法の全部適用病院が大幅に増加してきている。しかし、現時点では、一部適用病院と全部適用病院の経営状況において有意差はないとされている。これは、実際の病院経営は経営形態の優劣よりも、事業管理者の経営手腕や行政側のバックアップ、地域でのポジショニングなどにより影響を受けることが大きいためと考えられる。

　公立病院改革ガイドラインでは経営形態の見直しに関し、地方公営企業法の全部適用は、現在財務規定などのみを適用している地方公共団体にとって比較的取り組みやすい側面がある半面、経営形態の見直しを契機とした民間的経営手法の導入が不徹底に終わりがちであるとの指摘がある点について特に留意すべきであるとしている。

　また、経営形態の見直しが所期の効果を上げるためには、人事・予算などにかかわる実質的な権限が新たな経営責任者に付与され、経営責任者において自律的な意思決定が行われる一方で、その結果に関する評価及び責任は経営責任者に帰するとするなど、経営に関する権限と責任が明確に一体化する運用が担保される必要があるとしている。

　経営形態を見直すにあたって一番重要なことは、自治体病院が担うべき不採算・特殊部門に関わる医療が確保されることである。

　表3-13は、自治体病院の各経営形態の比較表である。

表3-13　自治体病院の経営形態比較表

		地方公営企業法		地方独立行政法人		指定管理者制度	民間譲渡
		一部適用	全部適用	公務員型	非公務員型		
開設者・経営トップ関連	開設・運営（公立病院が担う医療の安定的な提供）	自治体が病院事業を設置し、自治体の管理下で事業を実施する		自治体が設置した法人が病院を開設・運営する。法人は自治体が指示する中期目標（3～5年）の下で事業を実施する		自治体と指定管理者との間の契約に基づき病院を運営する	民間の裁量による
	運営責任者	設置者	病院の事業管理者	理事長		指定管理者	民間法人・団体の長
	管理者の設置	—	一般行政組織から分離した独自の権限を有する管理者	独立行政法人理事者		指定管理者理事者	—
	人事権	・職員の任命は知事（市町村長）が行う ・自治体の組織定数管理の対象	管理者に職員の任命権あり	・法人の理事長に職員の任命権あり ・自治体の組織定数管理の対象外	・独自 ・自治体の組織定数管理の対象外	独自（指定管理者たる医療法人などが、業務遂行に必要な範囲で病院職員を雇用）	職員の任命は民間法人・団体の長
組織・人事関連	内部組織	診療科の設置などの組織変更については事前査定を受ける	診療科設置などの組織変更については管理者が決定	診療科の設置などの組織の変更は法人が決定		—	
	職員の身分	公務員（地方公務員法により身分が保障され、法定事由による場合でなければ意に反して降任、免職、休職とされない）			非公務員（職員は民間企業の職員と同様に、労働基準法の規定による労働者として取り扱われ、解雇、休職については、労働基準法に基づく就業規則により定める）		—
	給与	自治体条例に基づく	種類と基準のみを条例に規定、給与の額及び支給方法などの細目は労働協約、企業管理規定などによる。	地方独立行政法人の職員並びに従事者の給与	・当該法人の業務実績 ・社会情勢に適合	受託者との労働協約、就業規則などに基づいて決定	・当該団体の業務実績 ・社会情勢に適合
	勤務条件	職員勤務時間条例などの適用を受ける	独自の財務規定、就業規則などを設けることが可能	法人の服務規程、就業規則などを設けることが可能	法人の就業規則で設定が可能	法人の就業規則で設定が可能	独自の財務規定、就業規則などによる
	労働基準権	・団結権あり ・団体交渉権あり ・争議権なし		・団結権あり ・団体交渉権あり ・争議権なし	労働三権付与	労働三権付与	—

資産の扱い	資産所有	地方公共団体	地方独立行政法人	地方公共団体	民間事業者
	維持管理の責任	地方公共団体	地方独立行政法人	民間事業者（指定管理者）	民間事業者
	施設更新整備の責任	地方公共団体	地方公共団体	地方公共団体	団体の長
財務関連	資金調達	起債、設置者からの長期借入金が可能	起債、設置者からの長期借入金は不可 ただし、設立団体からの長期借入金は可能	独自の資金調達	独自の資金調達
	不採算医療などに要する経費の確保	必要な経費について他会計繰入金として自治体の一般会計が負担する	必要な経費について、法人の設立団体である自治体が運営費負担などとして負担する	指定管理者に支払う委託料や補助金などにより担保する	基本的に民間の裁量によるが、譲渡条件に盛り込むことは可能
	地方自治法の財務規定適用	・あり ・予算単年度主義	・なし ・契約や財務運営面で弾力的な経営が可能	なし	なし
運営と評価	行政の関与	首長・議会の相当の関与あり	設立団体・議会の相当の関与あり	首長・議会の相当の関与あり	なし
	経営に関するノウハウの蓄積	事務職員については2〜3年ごとの人事異動を行っているため、経営管理に関するノウハウの蓄積や医療制度の早い変化に対応することが困難	法人プロパー職員の計画的な採用・育成が可能になることから、病院の経営管理に精通した事務職員の育成が可能	指定管理者たる医療法人などに雇用された事務職員にノウハウが蓄積され、病院の経営管理に活かされることが期待できる	—
	中期計画中期目標	制限なし	理事長が中期目標を設定する	—	制限なし
	評価制度	なし	執行機関の付属機関（独法評価委員会）を設置、業務実績にかかる評価などを行う	なし	—

（筆者作成）

PFI（Private Finance Initiative）

PFIとは、「民間資金等の活用による公共施設等の整備などの促進に関する法律（PFI推進法）」に基づいて、公共施設などの建設、維持管理、運営などを民間の資金、経営能力及び技術的能力を活用して行う事業手法である。PFI推進法は、1999（平成11）年7月に制定され、同年9月から、PFI事業が進められている。

PFI事業は、民間が資金調達から設計・建設・運営までを一体的に行う「公共施設整備手法」であり、病院事業、交通事業、電気事業など自治体の運営する地方公営企業すべてに取り入れることが可能である（図3-1）。

PFIの形態としては、公共施設の建設と維持管理をPFIで行う「施設整備型」、施設建設・維持管理・運営を一体としてPFIで行う「施設整備・運営一体型」、維持管理や運営のみをPFIで行う「維持管理・運営型」などがあるが、一般的に「施設整備・運営一体型」で行われる場合が多く、高知医療センターがこの形態であった。大阪の八尾市立病院は業務委託の一括方式である「維持管理・運営型」を選択している（表3-14）。

2009（平成21）年4月1日現在におけるPFI方式の導入数は40事業（都道府県・政令市

など22事業、市町村など18事業）であり、導入された主な事業の中で、病院事業数は10事業となっている。

従来の公共事業では、地方公共団体自らが設計・建設・維持管理・運営の各業務を分割

（出典：総務省「地方公営企業の経営の総点検の実施状況（平成21年度）」より筆者作成）

図3-1　PFI事業の現在の状況

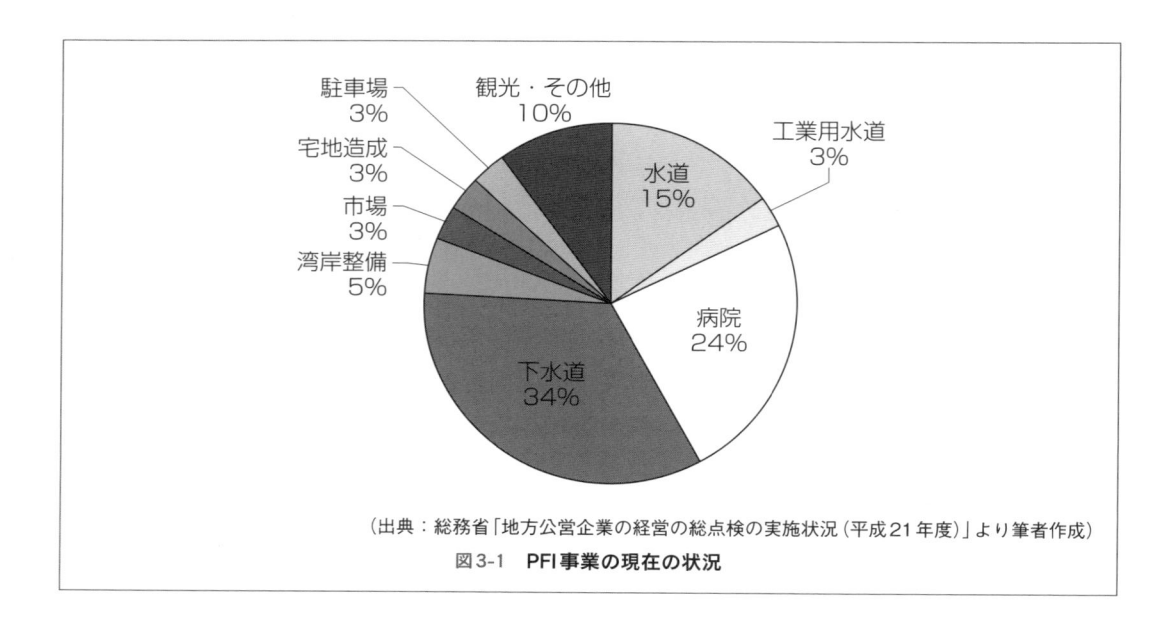

表3-14　PFI事業を取り入れている主な自治体病院

団体名	事業名	開院時期	事業方式	導入に伴う財政節減効果	事業期間	VFM（事業契約締結時）
八尾市立病院（大阪府）	病院事業（維持管理・運営事業）	平成16年5月	BTO注1)	－	15年間	7.2%
高知医療センター（高知県）	病院事業（本館施設・職員宿舎などの整備及び維持管理、医療関連サービス業務）	平成17年3月	BTO	約55億円	30年間	4.15%
島根県立こころの医療センター（島根県）	病院事業（病院整備運営事業）	平成20年1月	BTO	－	整備期間＋15年間	11.2%
愛媛県立中央病院（愛媛県）	病院事業（病院整備運営事業）	平成20年12月	BTO	約3億1,600万円	－	－
多摩総合医療センター及び小児総合医療センター（東京都）	病院事業（病院整備運営事業）	平成22年3月末	BTO	－	整備期間＋15年間	6.7%

※ただし、高知医療センターは平成22年3月にPFI契約を解除、地方公営法の全部適用となった（116ページ参照）　　（筆者作成）

し、発注していた。これに対しPFIでは、これらすべての業務を長期契約として一括して委ねることとなる。

　通常、PFI方式が適用された場合、受託する民間事業者が複数企業で「特定目的会社（SPC：Special Purpose Company）」を組成する。SPCは、金融機関や事業会社が債権や不動産など保有する資産を本体から切り離し、有価証券を発行して資金を調達するために設立するペーパーカンパニーであり、企業などが所有している資産を担保に債券を発行して資金調達する場合などに利用される。資金調達しようとする企業などが担保資産をSPCにいったん譲渡することにより資産を企業から分離し、企業などを倒産リスクから隔離するための役割を果たすのである。地方公共団体はSPCの監視役として事業内容を確認する。

　SPCは、事業の収益力を担保に融資を受けるプロジェクト・ファイナンスという方法により、設計・建設・維持管理・運営に必要な資金の一部を金融機関から借り入れて事業を行う。そして、地方公共団体は、建設資金や維持管理費用などを、SPCが提供するサービスの対価としてSPCへ支払うこととなる。しかし、経営力のないSPCは破綻する可能性があることから、それに備え、地方公共団体と金融機関はPFI事業が円滑に遂行されるよう直接協定（ダイレクトアグリーメント）を締結し、万一破綻した場合でも最後まで事業が遂行されるよう協議する仕組みをつくるのである。

≪PFI導入のメリット≫
　PFIは、建設期間や維持管理・運営期間にわたって生じる資金を長期分割して支払うことが可能な方法である。従来は、病院を新築・改築する際は巨額な建築費がかかり、財政支出を圧迫してしまうことから、新築及び老朽化などにより改築が必要な病院であっても、実施することに慎重にならざるを得なかった。だが、PFIの導入によって、それらの費用を、PFI実施期間中に分割して支払うことが可能となった。そのため、これまでなかなか病院の新築・改築などに踏み切れなかった多くの自治体でPFIが導入されている。

　PFIは、従来と同等の価格かそれ以下の価格で、今までの仕様と同等のレベルあるいはそれ以上のレベルを達成することが可能であり、性能面についても安心できるといえる。

　患者側から見ると、老朽化の進んだ病院よりは、整備された病院のほうが好ましく、闘病期間中も快適な気持ちで過ごすことができる。病気を抱える人にとって、病院施設の快適さは1つの重要な要素であるという指摘もある。

注1）　BTO（Build Transfer Operate）：建設直後に、自治体に所有権を移管し、その後の維持管理・運営をPFI会社（SPC）が行うPFIの方式であり、以下の点が特徴である。
　　　　・民間事業者が施設を建設し、建設終了後、施設の所有権を行政に譲渡する。
　　　　・管理・運営は民間事業者が行う。
　　　　・民間事業者は、固定資産税などの回避、資産圧縮などの点でメリットがある。
　　　　・施設の性能、管理・運営などに関する責任分担を明確にすることが必要である。

第3章　自治体病院と医療法人の選択肢

　自治体病院にとっては、財政負担の軽減というコストの面、そして、利用者である患者に良質な施設サービスを提供できるというサービスの面から見て大きなメリットがあるといえる。
　PFI事業の大きな目的は、従来の公共事業より効率的で、質の高い公共サービスを安価で提供すること、すなわちVFM（Value for Money）を達成することにある。VFMとはPFI事業における最も重要な概念の1つで、支払い（Money）に対し、最も価値の高いサービス（Value）を提供するという考え方であり、いかに総事業費を削減できるかを示す割合である。

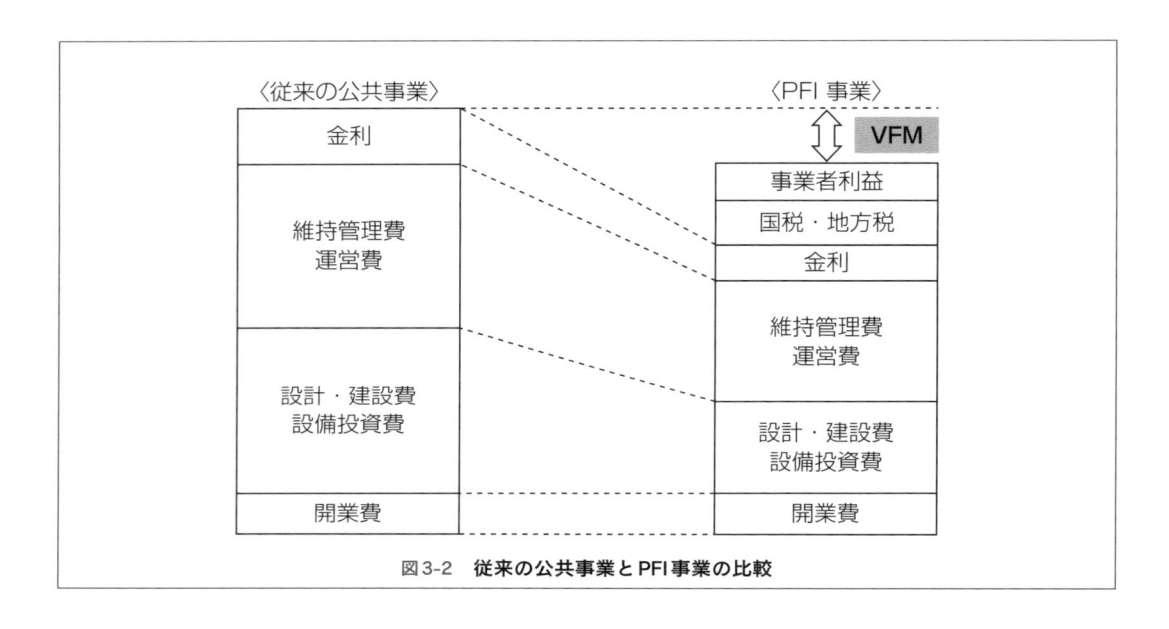

図3-2　従来の公共事業とPFI事業の比較

　VFMは以下の算定式により算出され、この達成が極めて重要なポイントとなる。

$$\text{VFM}(\%) = \frac{\text{従来の公共事業のLCC} - \text{PFIのLCC}}{\text{従来の公共事業のLCC}} \times 100$$

　LCCとは、設定した事業期間にかかるライフサイクルコスト（Life cycle cost）であり、VFMは、1つの事業が始まってから終わるまでのすべての費用の合計で比較することになる。つまり、「企画・設計⇒建設⇒維持管理・運営・修繕⇒解体・撤去」といった事業期間全体にわたって発生する費用で比較するのである。ただし、計算にあたっては、将来の金額を現在の価値に置き換える（たとえば、金利6％の場合、現在の1,000円は1年後には1,060円になる）必要がある。事業期間全体を通じた総コストを算出する際、時間の経過とともに貨幣価値が変化することとなるため、年度ごとの収支額を基準時点の貨幣価値に換算して合計するのである。PFI導入の効果を推定するためには、このVFMの正確な算定が必要となる。

表3-14の「PFI事業を取り入れている自治体病院」の財政負担の軽減率を見てみると、大阪府八尾市立病院ではVFMが7.2%であり、島根県立こころの医療センターではVFMが11.2%となっている。

病院では、建設や維持管理・運営にかかわるPFI導入以外に、医療周辺業務を含めた一括発注によるPFI事業の導入も実施されている。患者への食事、検体検査、滅菌消毒などの政令指定の医療周辺業務は本来業者が法律で定められているが、基準を満たしていれば民間事業者へ委託することが可能となる。従来は、各業務ごとに個別に発注していたが、PFI導入により各業務を一括委託することができ、各業務に対する平均費用が減少し、利益率が高まるといえる。

≪PFI導入のデメリット≫

自治体病院の費用構成は、固定費用と変動費用に分けて考えることができる。固定費用は、人件費、水道光熱費、減価償却費などを指し、患者の増減に影響されず、かつ必ず発生する費用である。変動費用は、X線フィルムなど診療にかかる材料費、薬品費などを指し、患者の増減に比例して増減する費用である。

自治体病院は、変動費用より固定費用が費用に占める割合が半分以上と高く、固定費用型ビジネスであるといえる。固定費用型ビジネスは、「患者数が減り病院の収益が減った場合でも、固定費用は減らないため、経営が硬直化しやすい」という弱点がある。さらに、固定費用が現状以上に増えてしまうと、大きな経営悪化を招きやすくなると指摘できる。

PFI事業は委託契約となるので、固定費用に分類される。PFI事業は、固定費用型ビジネスである自治体病院においては、経営悪化を招きやすいモデルなのである。PFI事業において業務委託されたSPC（特定目的会社）はさらに、その受託業務を自社の子会社へ下請けさせるので、自治体病院からすれば、SPCと二重契約を結ぶことと同じになる。SPCへの「中間マージン」といえるべきものが発生するので、1社への直接委託にかかる費用と比較しただけでも、SPCへの委託は割高である（表3-15）。

表3-15　SPCへの委託事業　例

・施設整備業務	・政令8業務
・情報システム整備、保守管理業務	・物品管理、物流管理業務
・施設維持管理業務	・医事業務、看護補助業務
・修繕業務	・リネンサプライ業務
・医療事務など業務	・利便施設（売店、レストランなど）運営業務など

※政令8業務：検体検査業務、滅菌消毒業務、食事の提供業務、医療機器の保守点検業務、医療ガスの供給設備の保守点検業務、洗濯業務、清掃業務、患者搬送業務。

PFI事業を全国の病院に先駆けて導入した高知医療センターは赤字経営が続き、2010（平成22）年3月、委託先のSPCとのPFI契約を解除した。高知県と高知市は、「PFI事業契約の終了は経営改善の具体的な一歩になると判断した」と契約解除の理由を説明している。PFI契約解除は、滋賀県の近江八幡市立総合医療センターに次いで2例目である[注2]。高知医療センターはその後、地方公営企業法の全部適用病院となっている。

　高知医療センターは、PFI事業の導入当時、自治体直営の運営に比べて約207億円の経費削減が見込まれると期待していた。ところが、薬品費などのコスト高と医業収入の伸び悩みで、開院後は赤字経営が続き、2008（平成20）年度末の累積赤字は約79億円、同年度にさらに7億6,000万円の資金不足に陥り、県と市が補填するという事態に発展した。

　中でも問題となったのが、医業収益に占める材料費の比率の目標値である。SPCは契約時に23.4％としたが、実際は30％程度に達しており、開院以来目標値を達成できなかったことである。

表3-16　PFI先行事例における各病院の委託事業範囲

	八尾市立病院		高知医療センター		多摩総合医療センター及び小児総合医療センター	
設計	×		×	（VF提案のみ）	○	
施設整備	△	事業者が使用する設備の整備	○		○	
情報システム整備、保守管理	△	初期導入は市が実施	○	事前に選定した業者がSPCに加わる	△	基幹システムは都、その他は民間事業者
施設維持管理	○		○		○	
政令8業務	○	医療機器整備・保守管理については、初期導入は市が実施	○		○	医療機器整備・保守管理については初期導入は都が実施。機種指定、調達・保守管理は民間事業者
物品管理、物流管理	○	薬品、診療材料購入を含む	○	薬品、診療材料購入を含む	○	薬品、診療材料購入を含む
その他病院運営業務	○	医事業務、看護補助業務など	○	医事業務、看護補助業務など	○	医事業務、看護補助業務など

（筆者作成）

注2）2008（平成20）年末、近江八幡市立総合医療センターのPFI契約解除に、市と同センターを運営するSPCが合意した。PFI解約は、破綻した例を除き全国初である。同センターのPFIが失敗した原因について、
　・経営状態を問わずSPCの収益が確保される仕組みにより、民間活力を引き出せなかった
　・サービス向上に欠かせないモニタリング体制を、市は整備しなかった
　・低利の公債を使わず、SPCを通して整備運営費全額を調達したため、金利負担が重くなった
　などの指摘がされている。

・自治体病院の運営形態とPFIの関係

　近年、多くの自治体病院では、公営による全面的な事業展開には限界があることから、経営改革として、ある一定の範囲内において民間手法を導入する動きが盛んになってきている。
　前述した
　　ⅰ）　地方公営企業法の一部適用
　　ⅱ）　地方公営企業法の全部適用
　　ⅲ）　地方独立行政法人化
　　ⅳ）　指定管理者制度
などは公設民営の手法であり、ⅰ）からⅳ）へいくほど民営化の度合いが強くなるが、ⅲ）地方独立行政法人化やⅳ）指定管理者制度——といった経営形態を選択する自治体が増加傾向にある。
　病院事業については、医療法第7条において非営利の原則が明記されていることから、病院運営の全部を株式会社であるSPCと契約することはできず、政令で企業などへの委託が可能とされている医療周辺業務（表3-15）についてのみ、自治体病院側とSPCが契約することとなる。したがって、指定管理者（公設民営）制度とPFI事業との関係においては、株式会社であるSPCは医療法上、指定管理者になれないが、医師・看護師などのかかわるコア部分の業務は医療法人などの指定管理者に、コア部分以外はSPCに委託するという形で、指定管理者制度とPFI事業が併存する可能性は考えられる。
　また、地方独立行政法人は、3～5年の一定期間で事業そのものの改廃を含む見直しを前提とした制度であり、法人への長期貸付ができるのは自治体のみとなっていることなど、長期契約を前提とするPFI事業とは運営面では結び付きにくいと考えられる。しかし、PFIの最大の弱点である、SPCとの業務委託による固定費用の増加部分を緩和できる方策として、固定費用の中で最も多くを占める人件費の圧縮が可能な地方独立行政法人との組み合わせを検討する病院が増加しており、今後の動向が注目されるところである。

2 医療法人の選択肢
――制度改革に伴う医療法人の対応

1 新医療法人制度

　第5次医療法改正により、2007（平成19）年4月1日以後の医療法人制度は地上2階、地下1階といわれる制度となった。これを図示すると図3-3のようになる。

　地下1階部分は、新医療法施行まで（2007〈平成19〉年3月31日まで）に設立申請を行った社団医療法人で持分の定めのあるもののうち、新医療法第44条の第5項の残余財産の帰属先の規定を当分の間適用せず、旧医療法第56条の残余財産の処分に関する規定により、解散時の残余財産を出資持分に応じ分配する定めをなお持っている「経過措置型医療法人」であり、「1人医師医療法人」や「出資額限度法人」などを指す。また新医療法施行後は、この社団医療法人で持分の定めのあるものは新規設立できない。

　地上1階部分は、新医療法に則った持分の定めのない医療法人で、「財団医療法人」をはじめとして、同法施行に伴い創設された「基金拠出型法人」、「一般の持分の定めのない社団医療法人」が該当し、同法施行後に設立する医療法人はこの形態となる。

　地上2階部分は、医療法人の中でも特に公益性の高い医療サービスを提供する「社会医

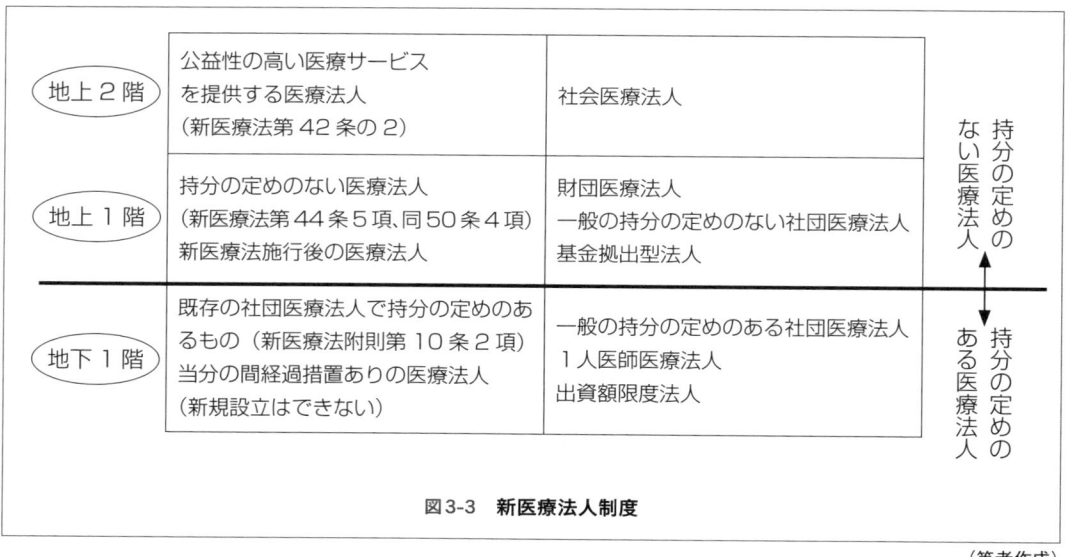

地上2階	公益性の高い医療サービスを提供する医療法人（新医療法第42条の2）	社会医療法人
地上1階	持分の定めのない医療法人（新医療法第44条5項、同50条4項）新医療法施行後の医療法人	財団医療法人 一般の持分の定めのない社団医療法人 基金拠出型法人
地下1階	既存の社団医療法人で持分の定めのあるもの（新医療法附則第10条2項）当分の間経過措置ありの医療法人（新規設立はできない）	一般の持分の定めのある社団医療法人 1人医師医療法人 出資額限度法人

図3-3　新医療法人制度

（筆者作成）

療法人」である。

　2009（平成21）年3月31日現在、全国の医療法人数は45,396法人であり、そのうち地下1階部分に当たる社団医療法人で持分の定めのあるものの数は43,627法人と、全医療法人のおよそ96％を占めている。既存の1人医師医療法人も出資額限度法人もすべて、この地下1階の「当分の間経過措置ありの医療法人（経過措置型医療法人）」となるが、地下1階から地上1階への移行は強制ではなく、あくまでも自主的移行とされている。

2　既存の持分の定めのある社団医療法人の取り扱い

　既存の社団医療法人で持分の定めのあるもの（1人医師医療法人、出資額限度法人など）は、「経過措置型医療法人」として、新医療法第44条の第4項の残余財産の帰属先の規定は適用せず、旧医療法第56条の残余財産の処分に関する規定がなお効力を有するものとされている。

医療法　第6章　医療法人

第44条

4　第2項第九号（解散）に掲げる事項中に、残余財産の帰属すべき者に関する規定を設ける場合には、その者は、国もしくは地方公共団体又は医療法人その他の医療を提供する者であつて厚生労働省令で定めるもののうちから選定されるようにしなければならない。

旧医療法　第4章　医療法人

第56条　解散した医療法人の残余財産は、合併及び破産手続開始の決定による解散の場合を除くほか、定款又は寄附行為の定めるところにより、その帰属すべき者に帰属する。

2　社団たる医療法人の財産で、前項の規定により処分されないものは、清算人が総社員の同意を経、且つ、都道府県知事の認可を受けて、これを処分する。

3　財団たる医療法人の財産で、第1項の規定により処分されないものは、清算人が都道府県知事の認可を受けて他の医療事業を行う者にこれを帰属させる。

4　前2項の規定により処分されない財産は、国庫に帰属する。

　したがって、この「経過措置型医療法人」は、従来の定款に基づき「社団医療法人で持分の定めのあるもの」としての存続は可能であるが、新医療法の施行日前に設立された医療法人が残余財産の帰属すべき者に関する規定について定款または寄附行為の変更の認可申請を行って同法第50条第1項の認可を受け、持分の定めのない医療法人へ移行した場合には、その後再び「経過措置型医療法人」への後戻りはできない。

> 医療法　第6章　医療法人
> 第50条　定款又は寄附行為の変更（厚生労働省令で定める事項に係るものを除く。）は、都道府県知事の認可を受けなければ、その効力を生じない。

なお、医療法人の合併において、合併前の医療法人がいずれも「経過措置型医療法人」である場合には、合併後も「経過措置型医療法人」とすることが可能である（医療法施行規則の第35条第2項）。

> 厚生労働省医政局長通知「医療法人制度について」
> 　　　　　　　　　　　　　　（医政発第0330049、平成19年3月30日）より
> （6）なお、規則第35条第2項の規定により、合併前の医療法人のいずれもが経過措置型医療法人である場合には、合併後においても経過措置型医療法人とすることができること。
>
>> 医療法施行規則の第35条
>> 2　合併前の医療法人のいずれもが持分の定めのある医療法人である場合であつて、前項第五号の定款又は寄附行為において残余財産の帰属すべき者に関する規定を設けるときは、法第44条第4項の規定にかかわらず、同項に規定する者以外の者を規定することができる。

3　今後設立できる医療法人

新医療法が施行された2007（平成19）年4月1日以後、新規に設立できる医療法人は「基金拠出型法人」を中心とした社団医療法人で持分の定めのないものである。既存の医療法人のうち96％を占める「社団医療法人で持分の定めのあるもの（1人医師医療法人及び出資額限度法人など）」は、同法施行により今後新たに設立はできない。

4　各医療法人の移行の可否について

新医療法施行に伴う医療法人の類型を新旧対照で示すと図3-4、5のようになる。

各医療法人は2007（平成19）年4月1日以後、自動的に同類型へ移行することとなるが、今回創設された「社会医療法人」へ移行する場合には、厳しい認定要件をクリアしなければならない。「社会医療法人」と同じく法改正と同時に創設された「基金拠出型法人」については、基金制度を採用することにより移行が可能となる。

122～123ページでは、各医療法人の移行について解説する。ア）では「出資額限度法人」

医療法人の選択肢―制度改革に伴う医療法人の対応 ❷

第5次医療法改正後の医療法人の類型

※特別医療法人は一定期間（2012[平成24]年3月31日）まで存続

図3-4 今後設立できる医療法人の種類

（筆者作成）

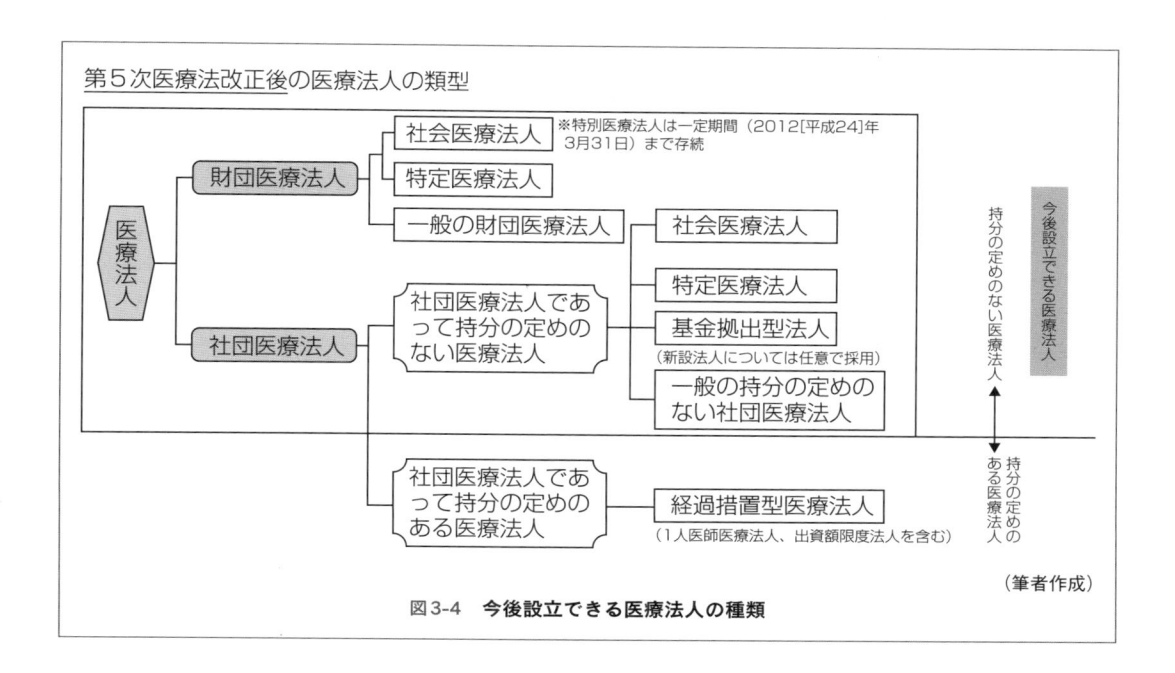

から「基金拠出型法人」への移行、イ）では経過措置型医療法人として存続することとなった「社団医療法人で持分の定めのあるもの」から持分の定めのない医療法人「基金拠出型法人」への移行、ウ）では「基金拠出型法人」となったものから「経過措置型医療法人」への後戻り、エ）では「経過措置型医療法人」から「特定医療法人」への移行、オ）では「財団医療法人」から「基金拠出型法人」への移行、カ）では、「社団医療法人で持分の定めのあるもの」

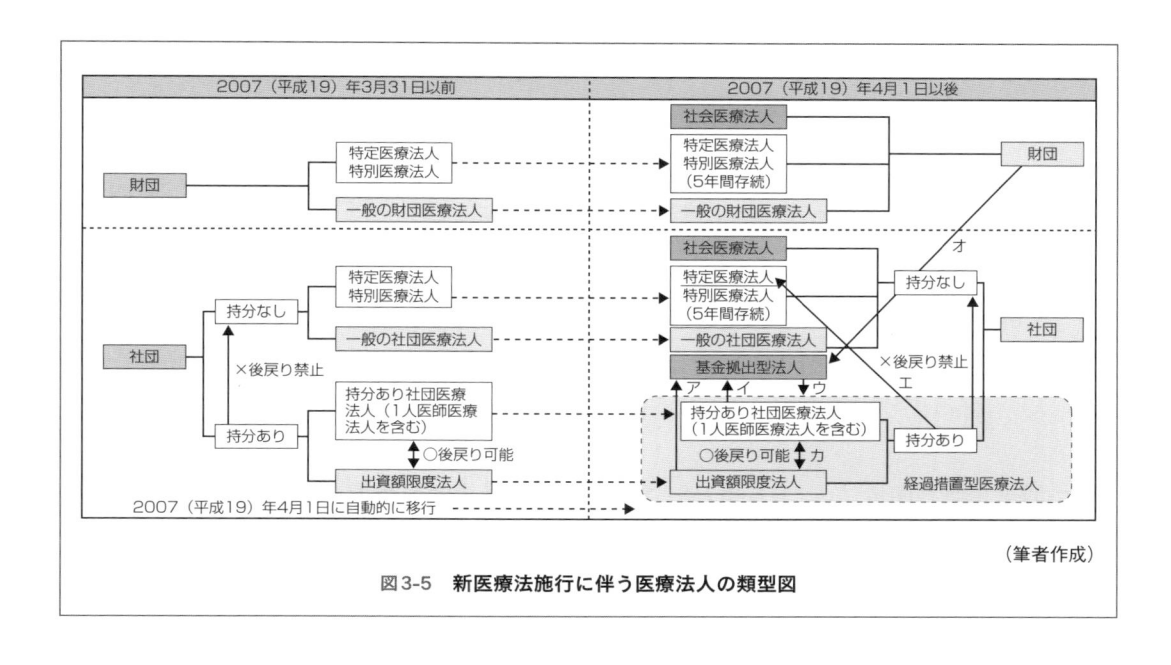

図3-5 新医療法施行に伴う医療法人の類型図

（筆者作成）

と「出資額限度法人」間の移行について、それぞれの可否を詳解する。

ア）　出資額限度法人　から　基金拠出型法人　への移行　→　可能

　　通常、持分の定めのある医療法人が持分の定めのない医療法人へ移行する際には、各出資者は持分を放棄し、持分の定めのない医療法人として基金制度を採用することとなる。出資額限度法人から基金拠出型法人への移行については、基金拠出型法人のモデル定款（附則第2項）において、「本社団は、第3章の基金に係る規定について、都道府県知事の定款変更の認可を受けることを条件に、本社団の出資者に対して、その出資額を限度とした出資金の払戻しを行う」旨を規定しており、出資額限度法人から移行する場合に限り便宜が図られている。
　　したがって、移行の手続きとしてはまず、出資額限度法人が持分をいったん全部払い戻し、その際払い戻された出資額の相当額を新たに基金へ取り込むことによりスムーズに移行が行えることとなる。

イ）　持分の定めのある医療法人　から　基金拠出型法人　への移行　→　可能

　　持分の定めのある医療法人から基金拠出型法人へ移行するには、まず、既存の社団医療法人の出資者全員がその持分を放棄し、持分の定めのない社団医療法人のモデル定款を基に定款を変更して（医療法施行規則第30条の39）、基金制度の採用に関し基金を引き受ける者の募集をすることができる旨を定款で定め（医療法施行規則第30条の37第1項）、基金を引き受ける者の募集を行う必要がある。
　　この定款変更による出資持分の放棄に伴う課税については、「医療法人の受贈益課税」や「法人出資者の課税」、「個人出資者の課税」、「医療法人に対する贈与税課税」などの問題が生じる可能性が考えられる。

ウ）　経過措置型医療法人〔社団医療法人で持分の定めのあるもの（1人医師医療法人、出資額限度法人を含む）〕　が　基金拠出型法人　に移行後、　経過措置型医療法人　に戻ること　→　不可

　　新医療法施行後、持分の定めのある「経過措置型医療法人」が持分の定めのない「基金拠出型法人」へ移行した場合は、その後再び持分の定めのある「経過措置型医療法人」へは後戻りできない。

エ）　経過措置型医療法人〔社団医療法人で持分の定めのあるもの（1人医師医療法人、出資額限度法人を含む）〕　から　特定医療法人　への移行　→　可能

　　経過措置型医療法人から特定医療法人への移行に際しては、国税庁長官への承認申請と同時に、各都道府県もしくは各地方厚生局への定款もしくは寄附行為の変更

申請が必要となる。定款変更の際には、解散時の残余財産の帰属先について、国もしくは地方公共団体または同種の医療法人に帰属させるよう定めなければならない。

　持分に課せられる相続税の負担を軽減させるには、特定医療法人に移行することは有効である。

　なお、持分の定めのある経過措置型医療法人から特定医療法人となった場合は、持分の定めのある経過措置型医療法人への後戻りはできない。

オ）　財団医療法人 から 基金拠出型法人 への移行　→　不可 （新規設立となる）

　基金拠出型法人は、社団医療法人で持分の定めのないものの運営資金調達のために制度化された法人である。

　一方、財団医療法人は、そもそも財産の寄附により設立されており、運営資金調達の手法は寄附行為であるため、財団医療法人から基金拠出型法人に移行することはできない。また同様に、基金は出資とは異なる寄附に近い性質を有しており、社団医療法人で持分の定めのあるもの、社会医療法人、特定医療法人は採用できない制度である。

カ）　持分の定めのある医療法人 から 出資額限度法人 への移行　→　可能

　どちらも社団医療法人で持分の定めのある経過措置型医療法人であることから、経過措置型医療法人間での移行は可能であり、また、後戻りもできる。前途したとおり、一般の持分の定めのある医療法人の場合、持分を放棄し、持分の定めのない医療法人へ移行しなければならない。

　一方、出資額限度法人は出資額を限度として払い戻しが認められている。したがって、一般の持分の定めのある医療法人から持分の定めのない基金拠出型法人へ移行するには、いったん出資額限度法人へ移行するステップを踏むことも選択肢の1つである。

　なお、持分の定めのない医療法人となった法人は、再び持分の定めのある医療法人へは後戻りできない。

5　既存の医療法人は基金拠出型法人に移行しなければならないのか？

　既存の医療法人は新医療法施行後、強制的に基金拠出型に移行しなければならないわけではない。

　残余財産の処分について経過措置を定めた「附則第10条第2項」では、旧医療法第56条の効力を「当分の間」認めることとしている。

> **（残余財産に関する経過措置）**
> **新医療法附則第10条** 新医療法第44条第4項の規定は、施行日以後に申請された同条第1項の認可について適用し、施行日前に申請された同項の認可については、なお従前の例による。
> 2．施行日前に設立された医療法人又は施行日前に医療法第44条第1項の規定による認可の申請をし、施行日以後に設立の認可を受けた医療法人であって、施行日において、その定款又は寄附行為に残余財産の帰属すべき者に関する規定を設けていないもの又は残余財産の帰属すべき者として新医療法第44条第4項に規定する者以外の者を規定しているものについては、<u>当分の間</u>（当該医療法人が、施行日以後に、残余財産の帰属すべき者として、同項に規定する者を定めることを内容とする定款又は寄附行為の変更をした場合には、当該定款又は寄附行為の変更につき医療法第50条第1項の認可を受けるまでの間）、新医療法第50条第4項の規定は適用せず、旧医療法第56条の規定は、なおその効力を有する。

これまでは、旧医療法第56条において、それぞれの定款もしくは寄附行為で残余財産の処分を定めることとなっていた。

> **社団定款例**：「本社団法人が解散した場合の残余財産は、払込出資額に応じ分配するものとする」
> **財団寄附行為例**：「本財団法人が解散した場合の残余財産は、理事会及び評議員会の議決を経て、かつ○○県知事の許可を得て処分するものとする」

　第5次医療法改正で、医療法人解散時の残余財産処分の帰属先について、国もしくは地方公共団体または医療法人その他の医療を提供する者であって厚生労働省令で定めるもののうちから選定されるよう規定された。ところが、この変更を、既存の医療法人にまで適用してしまうと、社団医療法人においては出資についての財産権が、また財団医療法人においては残余財産処分権が侵害されてしまうこととなる。

　そこで、残余財産処分についての新医療法の適用を法施行日以後とし、施行日前に設立された医療法人に対しては、残余財産処分についての規定の適用を「当分の間」見合わせることとしたのである。

　「医療法人は非営利である」という原則は、医療法制定以来一貫して変わっていない。しかし、長い年月が経過するうちにこの原則が薄らいできた。今回のように、原点に戻って医療法人の非営利性について再確認する必要性は実は従来からあったのである。第5次医療法改正と同様の考えで、規制改革・民間開放推進会議が主張した「医療分野における株式会社参入の自由化」に対しても、厚生労働省は「医療の非営利性の原則」をもって反対の立場に立ったのである。

本来医療というものは公共的・公益的な業務であり、社会的に保護・育成を図るべきものである。既存の医療法人の類型においても公益的な存在と位置付けられているといえるが、厚生労働省は、医療法人をより公益性の高い業務を担う存在としてとらえ、既存の医療法人では担うことが困難な政策医療などの提供をも委ねたいとの期待から、これまでの医療法人の類型を整理し、より公益性の高い存在としての医療法人の新制度を打ち立てたのである。

6 医療法人の「非営利性」

　医療法人制度の創設がうたわれた1950（昭和25）年の厚生事務次官通知では、同制度創設の目的を「私人による病院経営の経済的困難を、医療事業の経営主体に対し、法人格取得の途を拓き、資金集積の方途を容易に講ぜしめること」と定義し、医療法人の行う事業は「病院又は一定規模以上の診療所の経営を主たる目的とするものでなければならないが、それ以外に積極的な公益性は要求されず、この点で民法上の公益法人と区別され、又その営利性については剰余金の配当を禁止することにより、営利法人たることを否定されており、この点で商法上の会社と区別されること」としている。
　このように医療法人は制度創設以来、医療法第54条の「剰余金の配当をしてはならない」との規定の下、「営利を目的としない」民間非営利部門の法人として国民に対し良質かつ適切な医療を提供している。
　一方で、制度創設から50年以上経過した医療法人制度については、
　a）　さまざまな手段を通じて、事実上の配当を行っているのではないか。
　b）　医療法人の内部留保を通じて個人財産を蓄積し、社員の退社時にまとめて剰余金を払い戻すことによって、事実上の配当を行っているのではないか。
　c）　メディカルサービス法人などの営利法人に利益を移転することによって、事実上医療法人の経営が営利を目的としたものとなっているのではないか。
といった指摘があり、医療法人の「営利を目的としない」という考え方が形骸化しているとの主張がある。
　また、医療法人の約83％に当たる1人医師医療法人の設立目的の多くに「節税効果」が挙げられていた実態も、今回の第5次医療法改正で「非営利性」が厳格に位置付けられた背景となっている。
　こうした医療法人をめぐる現状を踏まえ、規制改革・民間開放推進会議が2004（平成16）年12月に公表した「規制改革・民間開放の推進に関する第1次答申 ―官製市場の民間開放による『民主導の経済社会の実現』―」では、「実質的に営利法人に近い持分のある医療法人が多数存続する」と言及し、株式会社の医業経営参入とともに、医療法人の経営の近代化、経営の透明性が必要との観点から、株式会社に医療法人の社員としての地位を

与えること、医療法人の議決権を出資額に応じた個数とすることなど、株式会社が医療法人の経営に参画することを可能とするよう求めたのである。

医療分野への株式会社参入については、高度医療特区制度により、株式会社が運営する医療機関は自由診療で高度医療（再生医療・体外受精など）に限り認められているが、保険医療機関の指定を受けることはできない。この高度医療特区制度について、保険診療を認めるよう制度の緩和を求める方向で議論が進められた。

旧医療法第7条によると「営利を目的として、病院、診療所又は助産所を開設しようとする者に対しては（中略）許可を与えないことができる」とされていた。厚生労働省は、この法律について1991（平成3）年1月の解釈例規により、「営利を目的とする商法上の会社は、医療法人に出資することにより社員となることはできないものと解する。（中略）議決権を取得することや役員として医療法人の経営に参画することはできないことになる」としている。つまり、営利目的である株式会社は原則として医療分野への経営参加が認められていないということになる。一方で、旧医療法第7条については「一定条件をクリアし、都道府県知事などの許可さえ得れば、営利目的の株式会社などが病院を開設できる」とする解釈もある。

これに対し日本医師会は、株式会社の医療分野への参入を認めることは「医療の質や効果が上がるという実証はなく、国民皆保険体制下の基本原則である平等性、公平性、患者主権を国民から奪うことを意味する」という理由により、株式会社は医療分野への経営参加が認められていないという解釈を支持している。仮に株式会社の参入を認めた場合、出資者（株主）に配当を還元するために、利益を上げることが最優先され、株価をも維持しなければならない状況に陥る。経営者は常に高利益を上げることを考えるため、過剰診療が行われる、採算の合わない部門・人員を切り捨てる、高額請求をするなど、医療の質の低下を引き起こしてしまうことにもなりかねない。また、そもそも医療の第一目的は利益を上げることではない。医療においては、皆に平等に医療を受ける機会を与え、皆に均一な医療が保証される必要がある。その仕事の本質を抜きにして、単に医療を利益の上がるビジネスチャンスととらえる考え方は今後の医療を大きく誤らせることになるのではないか、と主張している。

一方、規制改革・民間開放推進会議側の見解は、株式会社参入を認めないことにより、ほかの先進諸国に比べ、最先端の施設、設備、医療サービスを受ける機会が奪われているとするものである。

現行の医療法人の資金調達は、個人から資金の提供を受けるか、寄付という形でのみ可能であり、医療法人は出資者を見つけることが難しく、銀行などの貸付金に頼っているというのが実情である。その結果、本来、医療機関はよりよい最先端の医療を提供するために、積極的に設備投資していかなければならないのであるが、低迷する経済状況などの影響により資金調達をすることはますます難しくなってきている。日本の医療機関は常に資

金不足に悩まされているのである。

　仮に、医療分野への株式会社参入の自由を認めた場合、医療機関にとっては資金調達をするための選択肢が広がり、よりよい最先端の医療を提供するうえで必要な設備や施設を十分に確保することができるとしている。

　その根拠の1つとして、医療法人の約96％を占める「社団医療法人で持分の定めのあるもの」の存在があり、「社団医療法人で持分の定めのあるもの」は、出資者の財産権が保全され、法人の解散時にはその分配を受けられる形態であり、株式会社と性質が似ているともとれる。税制上から見ても、持分の定めのある医療法人と株式会社とは同一の課税となっている。「剰余金の配当をしなければ非営利である」という基準だけでは、株式会社参入の否定の根拠とはなり得ないというわけである。

　このような中、厚生労働省も前述したように、株式会社参入に関して極めて慎重な姿勢を崩さず、あくまでも医療制度改革の実施状況から見定めていくとして否定的な見解を通してきた。

　その結果、医療界を中心とする「利潤を追求する企業の参入は医療機関の経営にそぐわない」との反対により、規制改革・民間開放推進会議は最終答申に盛り込む方向で検討していた株式会社による病院経営の解禁を断念することとなったのである。

7　公益性の高い医療サービスに対応する医療法人の構築

　2006（平成18）年の公益法人制度改革では、これまでの主務官庁が自由な裁量によって判断し許可してきた公益法人制度の仕組みとは別に、できるだけ裁量の余地の少ない客観的で明確な要件に基づき、民意を適切に反映したうえで公益性を判断する仕組みが構築された。その際、公益性の有無が判断される法人については、ガバナンスの強化を通じた自立的な監査・監督機能の充実と情報開示の徹底などにより、法人運営の適正性を担保することが重要である。

　そういう動きを呼応する形で、これまで医療法人の仕組みは、積極的な公益性は要求されないものとして構築されてきたが、積極的に公益性を求められる医療法人が現に存在することや、自治体病院をはじめとした公的医療機関がこれまで担ってきた「公益性の高い医療サービス」を公益性の高い民間非営利部門の医療法人も担うことなどによって、地域社会の要求に応えていくことが求められていた。そのため、新たに公益性の高い医療法人制度を再構築することにより、このような求めに応える必要があったのである。

　その際、現行の医療法に規定されている特別医療法人制度を見直し、公益性を取り扱う仕組みや、公益性の高い医療を提供する医療法人の規律を新たに医療法に規定することを通じ、公益性の高い医療法人については「公益性の高い医療サービス」を一定程度担うことによって、地域に積極的に自らの役割を説明し、もって患者や地域社会から支えられる

ものとして位置付けられるようにするべきである。併せて、都道府県や厚生労働省の医療法人に対する関与については、これまでの事前規制を主とした取り扱いから、公益性の高い医療法人内部のガバナンス（法人の管理運営のあり方）の強化を通じた法人による自立的な監査・監督機能の充実と、情報開示（ディスクロージャー）の徹底、積極的な地域社会への説明などを課すような取り扱いに改めていくべきである。

なお、公益性の高い医療を提供する医療法人への移行については、一般の医療法人の自主的な判断を前提とするものであって、国または都道府県によって強制されるものではない。

8　今後の課題

医療法人制度改革や公益法人制度改革が行われた背景には、今後のわが国の社会システムにおいて、政府部門や市場経済を中心とした民間営利部門だけでは、さまざまな社会のニーズへの対応が困難になりつつある状況が生じているという問題意識がある。株主が求める高い収益率を追求するなど採算性が厳しく求められる民間営利部門では、国民が求める医療サービスをはじめとした社会のニーズに十分に対応できないため、個人や法人の自由で自発的な民間非営利部門による公益的活動が果たす役割は大きく、その発展を図ることが極めて重要である。

これまでの公益法人制度にかかわる問題点として、
　ⅰ）　主務官庁の許可主義の下、裁量の幅が大きく、法人設立が簡便でないこと。
　ⅱ）　事業分野ごとの主務官庁による指導監督が縦割りで煩雑なこと。
　ⅲ）　情報開示（ディスクロージャー）が不十分なこと。
　ⅳ）　公益性の判断基準が不明確なこと。
　ⅴ）　公益性を失った法人が公益法人として存在し続けること。
　ⅵ）　ガバナンスに問題があること。

などが挙げられる。これらの問題について適切に対処しつつ、民間非営利部門を社会システムの中に積極的に位置付けるとともに、民意を反映して、公益性を縦割りでなく統一的に判断する透明性の高い新たな仕組みを構築することにより、今後ますます重要な役割を果たす民間非営利部門による公益的活動の健全な発展を促進し、一層活力ある社会の実現を図ることが重要な課題である。

参考文献

厚生労働省「平成20年医療施設（静態・動態）調査・病院報告の概況」

厚生労働省「種類別医療法人の年次推移」（平成21年）

厚生労働省「病院報告」（平成17年～21年）

総務省「経営形態見直し方針決定病院（新規分）一覧」（平成21年度）

総務省「公立病院に関する財政措置について（参考資料）」

総務省「公立病院経営改善事例集」効率病院経営改善事例など実務研究会、平成22年1月

総務省「平成20年度地方公営企業決算の概要」、平成21年10月20日報道資料

総務省「平成20年度決算に基づく健全化判断比率・資金不足比率の概要」、平成21年11月30日公表資料

総務省「地方公営企業年鑑」

総務省「地方公営企業の経営の総点検の実施状況（平成21年度）」

総務省「病院事業などに係る地方交付税措置（市町村分）」、2004～2008年度公表資料

総務省自治財政局「地方公営企業決算の概況（平成20年度）」

総務省自治財政局財務調査課「地方公共団体財政健全化法について」、平成20年6月4日

全国公私病院連盟「平成21年病院運営実態分析調査の概要」

羽生正宗『医療経営マネジメント戦略』、財団法人大蔵財務協会、2009年

羽生正宗『新医療法人制度詳解－移行・会計・税務－』、財団法人大蔵財務協会、2008年

著者

羽生　正宗（はにゅう・まさむね）

山口大学大学院　経済学研究科　教授（学術博士：医療・福祉経営論、医療・福祉経営戦略論、社会起業家論）、税理士、社団法人日本メディカル研究所　理事長

1954年、大分県別府市生まれ。九州大学大学院法学研究科修士課程修了。九州大学大学院医学系学府医療経営・管理学修士課程修了。慶應義塾大学大学院商学研究科修士課程修了。主要研究テーマは、実践型病院・福祉施設経営戦略論、経営管理論、メディカルイノベーション。

『医療・福祉事業の税務調査対策　徹底解説』（ぎょうせい）、『医療簿記Ⅰ・Ⅱ』（大学教育出版）、『医療経営マネジメント戦略』（大蔵財務協会）、『福祉経営マネジメント論』（大蔵財務協会）など著書多数。

『医療経営士テキストシリーズ』　総監修

川渕　孝一（かわぶち・こういち）

1959年生まれ。1983年、一橋大学商学部卒業後、民間病院を経て、1986年、シカゴ大学経営大学院でMBA取得。国立医療・病院管理研究所、国立社会保障・人口問題研究所勤務、日本福祉大学経済学部教授、日医総研主席研究員、経済産業研究所ファカルティ・フェローなどを経て、現在、東京医科歯科大学大学院教授。主な研究テーマは医療経営、医療経済、医療政策など。『第五次医療法改正のポイントと対応戦略60』『病院の品格』（いずれも日本医療企画）、『医療再生は可能か』（筑摩書房）、『医療改革〜痛みを感じない制度設計を〜』（東洋経済新報社）など著書多数。

REPORT

REPORT

REPORT

REPORT

医療経営士●上級テキスト10
経営形態──その種類と選択術

2010年9月20日　初版第1刷発行

著　者　羽生　正宗
発行人　林　諄
発行所　株式会社 日本医療企画
　　　　〒101-0033　東京都千代田区神田岩本町4-14　神田平成ビル
　　　　TEL 03-3256-2861（代）　　http://www.jmp.co.jp
　　　　「医療経営士」専用ページ　http://www.jmp.co.jp/mm/
印刷所　図書印刷 株式会社

ⒸMASAMUNE HANYU 2010,Printed in Japan
ISBN978-4-89041-937-1 C3034　　　定価は表紙に表示しています
本書の全部または一部の複写・複製・転訳載等の一切を禁じます。これらの許諾については小社までご照会ください。

『医療経営士テキストシリーズ』全40巻

▌初 級・全8巻
（1）医療経営史──医療の起源から巨大病院の出現まで
（2）日本の医療行政と地域医療──政策、制度の歴史と基礎知識
（3）日本の医療関連法規──その歴史と基礎知識
（4）病院の仕組み／各種団体、学会の成り立ち──内部構造と外部環境の基礎知識
（5）診療科目の歴史と医療技術の進歩──医療の細分化による専門医の誕生
（6）日本の医療関連サービス──病院を取り巻く医療産業の状況
（7）患者と医療サービス──患者視点の医療とは
（8）生命倫理／医療倫理──医療人としての基礎知識

▌中 級[一般講座]・全10巻
（1）医療経営概論──病院経営に必要な基本要素とは
（2）経営理念・ビジョン／経営戦略──経営戦略実行のための基本知識
（3）医療マーケティングと地域医療──患者を顧客としてとらえられるか
（4）医療ITシステム──診療・経営のための情報活用戦略と実践事例
（5）組織管理／組織改革──改革こそが経営だ！
（6）人的資源管理──ヒトは経営の根幹
（7）事務管理／物品管理──コスト意識を持っているか？
（8）財務会計／資金調達（1）財務会計
（9）財務会計／資金調達（2）資金調達
（10）医療法務／医療の安全管理──訴訟になる前に知っておくべきこと

▌中 級[専門講座]・全9巻
（1）診療報酬制度と請求事務──医療収益の実際
（2）広報・広告／ブランディング──集患力をアップさせるために
（3）部門別管理──目標管理制度の導入と実践
（4）医療・介護の連携──これからの病院経営のスタイルは複合型
（5）経営手法の進化と多様化──課題・問題解決力を身につけよう
（6）創造するリーダーシップとチーム医療
（7）業務改革──病院活性化のための効果的手法
（8）チーム力と現場力──"病院風土"をいかに変えるか
（9）医療サービスの多様化と実践──患者は何を求めているのか

▌上 級・全13巻
（1）病院経営戦略論──経営手法の多様化と戦略実行にあたって
（2）バランスト・スコアカード（BSC）／SWOT分析
（3）クリニカルパス／地域医療連携
（4）医工連携──最新動向と将来展望
（5）医療ガバナンス──クリニカル・ガバナンスとホスピタル・ガバナンス
（6）医療品質経営──患者中心医療の意義と方法論
（7）医療情報セキュリティマネジメントシステム（ISMS）
（8）医療事故とクライシス・マネジメント
（9）DPCによる戦略的病院経営──急性期病院に求められるDPC活用術
（10）経営形態──その種類と選択術
（11）医療コミュニケーション──医師と患者の信頼関係構築
（12）保険外診療／附帯業務──自由診療と医療関連ビジネス
（13）介護経営──介護事業成功への道しるべ

※タイトル等は一部予告なく変更する可能性がございます。